妇科肿瘤医生对你说：

50个热点话题

主　编　吴小华　郑　重
副主编　李晓琦　曹思宇

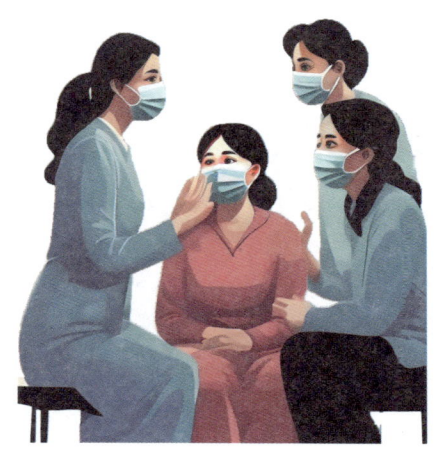

上海科学技术出版社

图书在版编目（CIP）数据

妇科肿瘤医生对你说：50个热点话题 / 吴小华，郑重主编. -- 上海：上海科学技术出版社，2025.1.
ISBN 978-7-5478-6997-0

Ⅰ．R737.3

中国国家版本馆CIP数据核字第2024LJ0498号

本书受上海市卫生健康委员会上海市临床重点专科-女性肿瘤项目资助出版

妇科肿瘤医生对你说：50个热点话题
主　编　吴小华　郑　重
副主编　李晓琦　曹思宇

上海世纪出版（集团）有限公司　出版、发行
上海科学技术出版社
（上海市闵行区号景路159弄A座9F-10F）
邮政编码201101　www.sstp.cn
江阴金马印刷有限公司印刷
开本 890×1240　1/32　印张 5.5
字数 115千字
2025年1月第1版　2025年1月第1次印刷
ISBN 978-7-5478-6997-0/R·3177
定价：58.00元

本书如有缺页、错装或坏损等严重质量问题，请向印刷厂联系调换

内容提要

妇科肿瘤,特别是妇科恶性肿瘤,严重威胁着女性健康。复旦大学附属肿瘤医院肿瘤妇科一线医护团队在临床诊疗之余,针对广大妇科肿瘤患者普遍关心的问题,编写了这本极具实用性的科普图书。本书共分为疾病篇、治疗篇、康复篇三部分,涉及 50 个热点问题,全方位普及妇科肿瘤诊疗、康复及预防等相关知识,倡导早发现、及时规范治疗、科学筛查和积极预防的健康观念,可供广大妇科肿瘤患者及其家属阅读参考。

编委会

主　编　吴小华　郑　重

副主编　李晓琦　曹思宇

编　委（按姓氏笔画排列）

王　珺　方　驰　邓名淳　叶　双　田文娟
冯　征　朱　俊　全晨莲　刘素萍　李佳佳
沈文彬　宋春燕　张　玮　张　易　张　树
张佳佳　胡　琴　姜　玮　徐　菲　夏玲芳
殷丽娜　章孟星　梁山辉　韩啸天　景楚瑜
裴　璇

前　言

　　妇科肿瘤，尤其妇科恶性肿瘤，严重威胁着女性的健康。从临床实践来看，消除妇科肿瘤不仅需要治疗手段的进步，其他方面如早期发现、及时规范治疗、相关不良反应的处理、治疗后康复及筛查预防等，同样影响着患者的生活质量和疾病结局。如果再能有患者和家属很好的理解配合，医护人员治疗妇科肿瘤的努力将事半功倍。因此，了解妇科肿瘤相关知识和注意事项，对患者和家人而言尤为重要。

　　这本妇科肿瘤防治科普患教手册，由复旦大学附属肿瘤医院肿瘤妇科一线医护团队，针对妇科肿瘤诊疗过程中常见问题所编写。书中内容不仅涵盖了妇科肿瘤预防、诊疗和康复过程中的常见问题和注意事项，也包括近年来出现的前沿治疗方法的相关知识和解答。

　　本书通俗易懂，图文并茂，实用性强，部分内容已同步发布至"复旦大学附属肿瘤医院肿瘤妇科"微信公众号，希望能帮助您了解相关知识，也恳请各位读者批评指正。

吴小华　郑重
2024 年 12 月

目录

01 一、疾病篇

1. 小心这样的"月经不调":可能是妇科肿瘤 /002
2. 常见的子宫体肿瘤有哪些 /005
3. 子宫肌瘤:常见子宫良性肿瘤 /009
4. 绝经后"大姨妈"造访:当心子宫内膜癌 /012
5. 雌激素与子宫内膜癌有何关系 /015
6. 会遗传的子宫内膜癌:林奇综合征相关子宫内膜癌 /018
7. 患了子宫内膜癌还能怀宝宝吗 /020
8. HPV 阳性会得宫颈癌吗 /024
9. 宫颈癌前病变知多少 /027
10. 解密宫颈癌 /029
11. 宫颈癌筛查那些事儿 /033
12. 患有宫颈癌可以保留生育功能吗 /037
13. 有卵巢肿块,该怎么办 /039
14. 医生,为什么我的肚子里全是"果冻" /041
15. 说是卵巢肿瘤,为什么要做胃肠镜检查 /044
16. 发现卵巢癌该怎么办 /046
17. 如何早期发现卵巢癌 /048
18. 晚期卵巢癌静脉血栓栓塞防治知多少 /052

02 二、治疗篇

19	妇科常见恶性肿瘤术前检查有什么用	/058
20	子宫切除术怎么做的	/062
21	放疗流程有哪些	/068
22	你听说过宫颈癌插植放疗吗	/071
23	放疗有哪些副作用？如何应对处理	/073
24	正确认识化疗	/076
25	化疗期间出现不良反应怎么办	/079
26	放化疗中白细胞降低是怎么回事	/086
27	放化疗对生育功能有哪些损害	/089
28	妇科肿瘤的免疫治疗是如何的	/091
29	宫颈癌免疫治疗有什么不一样吗	/094
30	关于免疫检查点抑制剂不良反应的那些事	/097
31	PARP抑制剂是治疗卵巢癌的神药吗	/099
32	PARP抑制剂注意事项有哪些	/102
33	患者用ADC药物治疗后，眼睛怎么看不清了	/105
34	妇科肿瘤临床试验知多少	/107

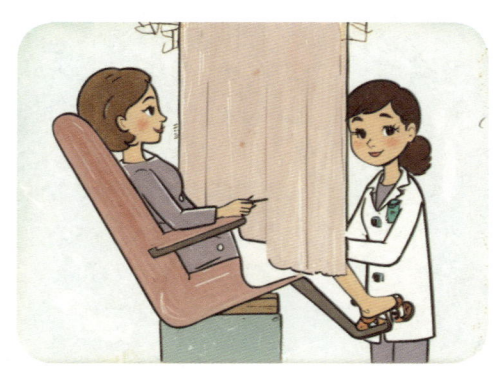

03 三、康复篇

35. 患者体检发现肿瘤标志物水平升高了怎么办 /112
36. 患了妇科肿瘤，还能"爱爱"吗 /114
37. 当新冠病毒感染、流感等流行时，肿瘤患者该何去何从 /115
38. HPV疫苗怎么打 /119
39. 妇科肿瘤会遗传吗 /122
40. 你真了解疼痛吗 /126
41. 妇科手术前后，患者该怎么进食 /132
42. 手术这么大，怎么做才能康复更快 /135
43. 患者术后早期适当活动，对康复有帮助吗 /141
44. 部分患者妇科手术后为何要穿抗血栓袜 /146
45. 导尿管护理知多少 /148
46. 如何安全吸氧 /152
47. 为什么要做B超测残余尿 /154
48. 宫颈癌患者放疗后出现下肢水肿怎么办 /155
49. 放疗期间吃什么 /158
50. 妇科肿瘤患者放化疗时的饮食热点问题 /160

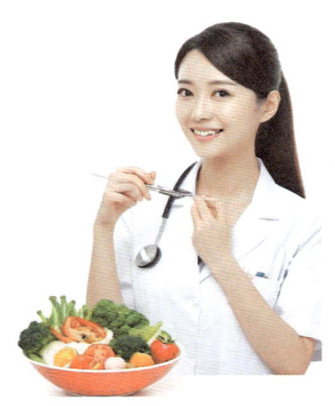

一、疾病篇

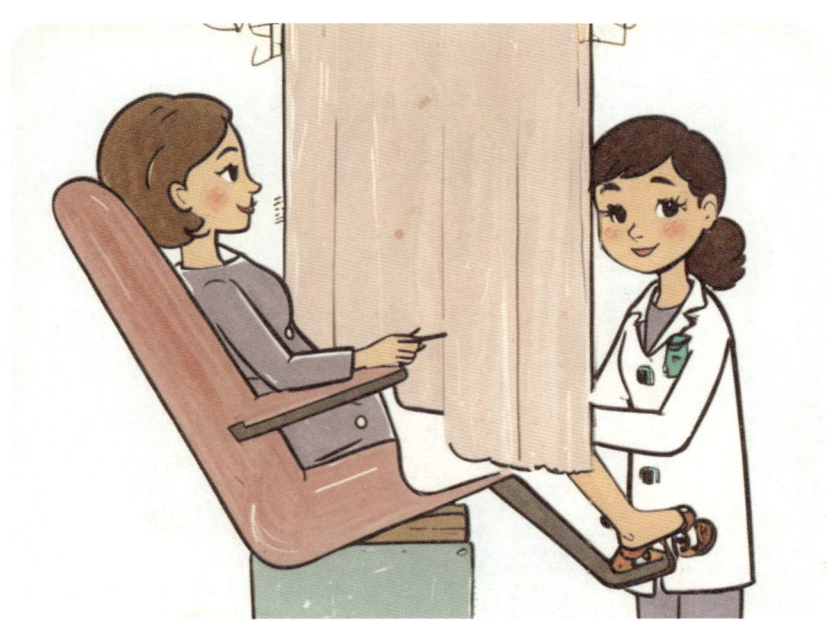

1. 小心这样的"月经不调":可能是妇科肿瘤

49岁的王女士这几个月发现,两年没来的"老朋友"最近又到访,内裤上常会有些暗红色的血迹。"难道是越活越年轻了?"王女士纳闷,"出血的时间周期也不是规律的一个月,忽多忽少的,可能还是月经不调吧!"这么想着,王女士决定去医院查一查,没想到医生说:"这根本不是什么月经不调!可能是肿瘤!"

正常女性的经期为 2～7 天,月经周期 21～35 天。如果多次月经的间隔时间、月经出血量和持续时间不固定,都可以认为是"月经不调"。但有时候阴道异常流血并非月经出血,而是女性生殖系统的疾病造成,其中不乏恶性肿瘤。如果误将这种肿瘤引起的阴道出血当作简单的"月经不调",很可能耽误了疾病的治疗。因此,

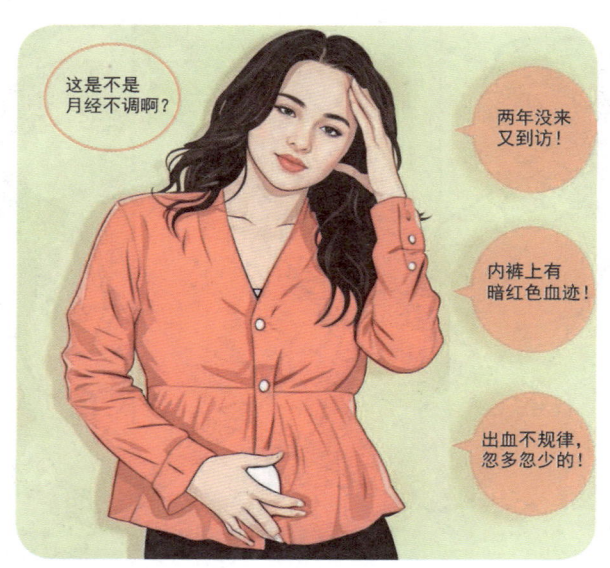

我们需要了解一些容易与"月经不调"混淆的疾病，切不可对非正常的阴道出血麻痹大意！

子宫内膜癌

子宫内膜癌最常发生在 50～69 岁的女性，六至七成为绝经后的女性，约九成在 40 岁以上。子宫内膜癌最常见的症状就是阴道出血，有时会伴有白带增多、水样白带、腥臭味白带等，常常被绝经患者误认为是"月经再次来潮"。而尚有月经来潮的中年女性患者，常易把疾病症状误以为是更年期的月经不规律、经期延长、月经量多。

如果您或您的家人在正常月经周期之外或绝经后的时间里出现了阴道流血，或是月经量多、淋漓不尽、大量白带等症状；换言之，只要是月经和以前不一样，同时这种情况又出现了好几次，都建议前往医院的妇科或肿瘤科接受妇科 B 超或诊断性刮宫检查。如果查出内膜有明显增厚，那可能需要做进一步检查来确定是不是子宫内膜癌或内膜不典型增生，以便及早治疗。

另外还有一个小提醒，如果是上述高危年龄段的"三高一肥"[（高血糖、高血压、高血脂）+ 肥胖] 女性，患子宫内膜癌的可能性就增加了，所以"管住嘴、多动腿"还可以防癌哦！

宫颈癌

宫颈癌是发病率较高的妇科恶性肿瘤之一，很多知名人士如著名歌星梅艳芳便是因宫颈癌病逝。各个年龄段的女性都有可能发现宫颈癌，以往认为宫颈癌高发年龄在 50～70 岁，但近年来发病年龄一直在降低，年轻女性也有可能患上宫颈癌。宫颈癌的最常见症状也是阴道出血，不过这种出血更经常表现为接触性出血：在夫妻同房后，接受妇科检查甚至是用力大便后，都会发现阴道出血。

有的女性朋友会有一个误区，认为同房后的几次阴道出血是正常的，甚至不好意思把这一症状说出口。其实很多时候正是这1～2次"偶尔"阴道出血，才让医生在疾病早期就揪出了宫颈癌这个杀手。如果出现了这种接触性阴道出血的症状，哪怕只是白带混血，都应该立即前往医院相关科室进行检查，包括宫颈细胞学检查、宫颈活检等。如果确诊为宫颈癌或宫颈高级别上皮内病变，都是需要做进一步治疗的。

令人欣慰的是，宫颈癌是一种病因明确的癌症，接种HPV疫苗使得宫颈癌变得可以提早预防。当然，就算接种了疫苗，定期进行体检依然是预防宫颈癌的核心内容。20～65岁有性生活史的女性，建议每3年做一次宫颈细胞学检查[包括宫颈涂片、薄层细胞学检测（TCT）、液基细胞学检测（LCT）等]，以便于早发现、早治疗。此外，吸烟、过早发生初次性生活、有高危性伴侣及多个性伴侣等不健康的生活方式，仍然是我们应该避免的，因为这些都是患宫颈癌的高危因素。

其他肿瘤

如果出现阴道出血，同时还可以在阴道内或外阴触摸到以前没有发现过的肿物，也需要引起高度重视。因为这种出血可能是由于外阴或阴道内的肿瘤破溃导致的出血。中老年女性可能会忽略这一部位的自我检查或羞于就诊，如果发现外阴或阴道的出血肿块，也应该尽早就医检查，避免漏诊外阴癌或阴道癌。

年轻女性的良性疾病

上文提到的几种妇科恶性肿瘤，总体发病还是在中老年女性中更多。对近期有过性生活的年轻女性来说，如果出现不正常的阴道出血，首先应该想到是否有怀孕的可能；只有排除了宫外孕、早期流产或其他孕期出血，医生才能做下一步的检查。

如果年轻女性一直存在月经不规律、非经期阴道出血，对子宫和卵巢的检查都没有不正常的表现，那可能是一些良性妇科疾病。如果同时有月经量少、次数少甚至闭经，还有痘痘、多毛、肥胖、不孕等表现的话，那可能是患上了多囊卵巢综合征。虽然不是恶性肿瘤，但是这种疾病对女性有多方面负面影响，除了可能导致不孕，还可能在将来增加患上糖尿病和心血管疾病的风险，甚至会增加患上子宫内膜癌的风险。多囊卵巢综合征的发病率近年来逐年增高，有相关症状的朋友应该去医院妇科接受规范治疗。

如果月经不规律、不正常的阴道出血同时伴有比较严重的痛经，那这可能是子宫内膜异位症和子宫腺肌病导致的。这些良性疾病如果给患者带来严重的不适，也是需要手术或药物治疗的。另外，月经量大、经期延长和非月经期出血也可能是子宫肌瘤引起。如果是出血量很多或体积很大的肌瘤，需要手术切除，通过病理检测来明确有无其他并发疾病的可能。

（全晨莲）

2. 常见的子宫体肿瘤有哪些

子宫是我们每个人最初的家，像身体的其他器官一样，子宫也会生病。这里我们就来谈谈发生于子宫体的常见肿瘤。

首先我们来了解一下子宫的结构。子宫位于女性盆腔的中央位置，前面毗邻膀胱，后面紧挨直肠，左右两边连接着输卵管和

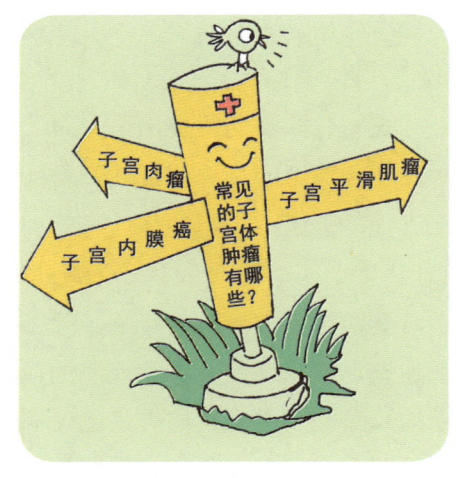

卵巢。自峡部子宫分为上下两部分,下部与阴道相连,为子宫颈,峡部以上为子宫体。

子宫体分为内外三层。最外面是覆盖在子宫表面的一层光滑的浆膜,中间是厚厚的、具有强大延展性的子宫肌层,最内层则是随着女性月经周期生长变化并脱落的内膜层。

由于子宫的不同组织起源于胚胎发育的不同胚层,所以发生的肿瘤有不同的名称。发生于内膜上皮细胞的恶性肿瘤称之为癌,发生于内膜间质细胞的称之为间质肿瘤;发生于子宫肌壁平滑肌细胞的肿瘤,良性的称之为子宫平滑肌瘤,恶性的为子宫平滑肌肉瘤。

子宫内膜癌

子宫内膜癌是较常见的子宫恶性肿瘤,它较多发生于围绝经期及绝经后的老年女性,也常见于体型肥胖、内分泌紊乱的年轻女性。在临床上,子宫内膜癌并不难被发现,因为大部分患者在疾病初期会出现月经紊乱或阴道不规则出血等症状,如果出现这些情况能够及时就医,就可以早期诊断子宫内膜癌。如果被诊断为子宫内膜癌,大可不必太过忧虑,因为经过规范治疗后子宫内膜癌患者的生存率相当乐观。

被诊断为子宫内膜癌后,医生通常会根据患者的年龄、生育要求,以及肿瘤的具体类型、期别,为患者制订个体化的治疗方案。

年轻的有生育要求的患者,如果病理诊断为高分化的子宫内膜癌,且影像学提示肿瘤还没有侵犯到子宫肌壁,可以选择清宫术联合内分泌药物治疗。相当一部分患者,能够成功保留生育能力并孕育生命。

无生育要求的子宫内膜癌患者,则首选手术治疗。手术切除的范围除了子宫、卵巢、输卵管之外,还应包括子宫淋巴引流区域的淋巴结。早期的子宫内膜癌可以手术时在子宫体上注射一些示踪药物,来寻找前哨淋巴结并切除,从而减少手术创伤。而部分年轻的早期患者,也可以选择保留卵巢。

对于一些特殊类型的子宫内膜癌以及部分出现子宫外转移的内膜癌,手术范围需要相应扩大,尽量切除盆腹腔内所有的可疑转移灶。

手术只是子宫内膜癌患者治疗的第一步。所有手术切除的组织都会进行病理检查,以明确肿瘤的具体类型及分期。低复发风险的患者,后续只需要定期复查即可。中高复发风险的患者,则需要进行术后辅助放疗或化疗。

对于复发及难治型的子宫内膜癌患者,除了常规的放化疗手段外,靶向及免疫治疗也是可以推荐的选择。随着医学对癌症认识的深入,病理学家们现在可以通过分子诊断将子宫内膜癌分成几种亚型,其中一些亚型对免疫治疗特别敏感。目前抗癌药物不断在研发中推陈出新,参加新药临床试验可能是患者常规治疗失败后的最优选择。

子宫平滑肌瘤

子宫平滑肌瘤(亦称子宫肌瘤)是最常见的子宫良性肿瘤,多发生在 30～50 岁的女性，可能与女性体内的雌孕激素水平相关。子宫平滑肌瘤有时单个出现，有时则会同时出现多个。

子宫平滑肌瘤引起的症状与其生长的位置有关系，黏膜下肌瘤凸向宫腔，常常引起月经量增多、经期延长。肌壁间肌瘤较小时，患者一般没有明显不适感，但当肌瘤逐渐长大，子宫增大会引起下腹坠胀、尿频尿急、便秘等症状。浆膜下肌瘤向浆膜面生长，部分凸向腹腔内，一般不会引起明显的症状，大部分是体检时发现。黏膜下和肌壁间肌瘤还可能引起不孕或流产。

子宫平滑肌瘤的治疗应根据患者的年龄、症状，肌瘤的大小、位置，以及患者的生育要求来综合考虑。如果患者无明显症状，可以定期进行随访检查，大部分患者在绝经后肌瘤会逐渐萎缩。

如果患者有明显月经量过多、贫血、尿频尿急等症状，或是子宫肌瘤生长速度过快，则需要进行手术治疗。黏膜下肌瘤可以通过宫腔镜手术摘除，肌壁间及浆膜下肌瘤可以通过开腹手术或腹腔镜手术摘除。如果患者没有保留生育功能的要求，或是怀疑存在肌瘤恶变的情况，则需行子宫切除。

这里需要注意的是，因为子宫肌瘤存在一定的恶变可能性，所以如果选择腹腔镜手术，一定要避免在腹腔内无保护情况下进行肌瘤粉碎，避免出现人为的肿瘤扩散。

其他治疗子宫肌瘤的手段，还有内分泌药物治疗、子宫动脉栓塞、海扶刀等，可以根据患者的具体情况进行选择。

子宫肉瘤

子宫肉瘤是较为罕见的子宫恶性肿瘤，起源于子宫平滑肌的称为平滑肌肉瘤，起源于内膜间质的叫子宫内膜间质肉瘤。还有一些混合了上皮和间叶成分的肿瘤，如癌肉瘤、腺肉瘤等。

因为子宫肉瘤的临床表现与子宫平滑肌瘤及恶性肿瘤相似,所以术前不容易明确诊断。对于迅速长大伴疼痛、变性的子宫平滑肌瘤,应考虑有无肉瘤的可能性。

子宫肉瘤的治疗以手术为主,根据手术分期,早期患者可以选择观察或化疗,中晚期则考虑放化疗联合。低级别的子宫内膜间质肉瘤对激素治疗敏感,术后可辅以孕激素治疗。

孕育生命、繁衍后代,是上天赋予每位女性的使命,子宫是孕育生命的重要器官。但随着年龄的增大,子宫生病的概率也在不断增加。每一位女性朋友都应当懂得如何去爱护子宫,爱护自己的身体。首先,适龄完成生育非常重要。生育过程中机体的激素变化,会对子宫、卵巢起到保护作用,降低肿瘤的发生风险。而适龄完成生育后,如果发现子宫病变,就不会在保留生育功能和根治性治疗方案间难以取舍。其次,保持良好的生活习惯。子宫肿瘤很多与激素相关,控制体重,保证良好的作息,避免内分泌紊乱,在一定程度上可以预防肿瘤的发生。最后,要重视体检,医疗诊断技术的进步可以在早期发现肿瘤。每年常规体检、出现不适症状时及时体检,可以做到早发现、早治疗,避免错过最佳治疗时机。

(田文娟)

3. 子宫肌瘤:常见子宫良性肿瘤

子宫肌瘤是女性生殖系统常见良性肿瘤之一,对于育龄期的女性来说,4个人中就有1个患有子宫肌瘤。国际妇产科联盟根据子宫肌瘤生长位置不同将它们分成了9种类型(表1-1)。

表 1-1 子宫肌瘤常见分型

分型	生 长 位 置
0 型	有蒂黏膜下肌瘤
Ⅰ 型	无蒂黏膜下肌瘤，向肌层扩展 ≤ 50%
Ⅱ 型	无蒂黏膜下肌瘤，向肌层扩展 > 50%
Ⅲ 型	肌壁间肌瘤，位置靠近宫腔，瘤体外缘距子宫浆膜层 ≥ 5 毫米
Ⅳ 型	肌壁间肌瘤，位置靠近子宫浆膜层，瘤体外缘距子宫浆膜层 < 5 毫米
Ⅴ 型	肌瘤贯穿全部子宫肌层
Ⅵ 型	肌瘤突向浆膜
Ⅶ 型	肌瘤完全位于浆膜下（有蒂）
Ⅷ 型	其他特殊类型或部位的肌瘤（子宫颈、宫角、阔韧带肌瘤）

简单地说，子宫如同一个空核的梨，而原先核所占据的空间就是子宫腔，靠近子宫腔最近的一层膜就是子宫黏膜（内膜），而厚厚的"梨肉"是子宫肌层，"梨皮"是子宫的浆膜。肌瘤可以生长在子宫黏膜下、肌壁间、浆膜下以及其他特殊的部位（子宫颈肌瘤、阔韧带肌瘤等）。

子宫肌瘤的症状

有子宫肌瘤的患者可能没有明显的症状，子宫肌瘤的症状与肌瘤的位置、大小有着密切关系。各个位置的子宫肌瘤，尤其是黏膜下肌瘤，就像是一个个"违章建筑"，使宫腔的形态发生改变，阻塞输卵管开口，从而导致不孕。

（1）黏膜下肌瘤：子宫黏膜层的周期性脱落便形成了月经，因此黏膜下肌瘤的患者常出现月经的改变或者阴道异常出血，包括月经量增加、周期变长、周期不规律等。长期月经量增多甚至可以引起贫血。此外，也可能出现阴道分泌物增多或者阴道排液。

（2）浆膜下肌瘤：靠近子宫外侧，当生长较大时会对周围的"邻居"造成压迫，这些邻居包括掌控小便的膀胱、输尿管和掌管大便的结直肠，从而引起便秘、尿频、小便困难甚至肾积水。若为带蒂的浆膜下肌瘤，因为活动性较大，当肌瘤随着蒂发生扭转时可能会出现急性腹痛。

（3）肌壁间肌瘤：位于上述两者之间，通常较小，症状不明显。当肌瘤较大或者多发时，也会引起类似浆膜下和黏膜下肌瘤的症状，或者在腹部可以直接摸到硬硬的肿块，当膀胱充盈时尤为明显。

哪些子宫肌瘤需要手术

对于没有明显症状并且体积不大的肌瘤，可以在医生指导下选择继续观察，特别是对于即将绝经的患者，大部分子宫肌瘤会在绝经后稳定或者缩小。绝大部分子宫肌瘤都是良性的，然而其中混有少数的"不良分子"。子宫肌瘤还有一种肉瘤样变，此时它已完全恶化成恶性肿瘤，会发生复发转移。子宫肌瘤恶变的发生率一般<0.5%，所以对于有恶变倾向以及影响到患者正常生活的子宫肌瘤，需要及时进行处理。那么哪些情况需要进行手术治疗呢？

对于子宫肌瘤同时合并月经过多或者异常的阴道出血，甚至导致贫血的患者，可以考虑进行手术治疗。值得注意的是，对于已经绝经的患者，异常阴道出血要注意排除子宫肌瘤以外的疾病（子宫内膜不典型增生以及子宫内膜癌等）。

因为子宫肌瘤生长过大导致压迫症状的，也是需要进行手术的人群。

对于正在备孕的准妈妈们，直径≥4厘米的肌瘤建议进行剔除。

排除其他可能性，确定子宫肌瘤是引起不孕的原因的患者也需要积极考虑手术。

绝经后，因体内雌激素水平下降，部分子宫肌瘤会相应减小，所以对于绝经之后没有进行激素补充治疗但肌瘤仍在变大的患者也是强烈建议进行手术。

子宫体被一个或者多个肌瘤占据如同孕10周大小，或者单个肌瘤直径＞5厘米的患者也可以考虑手术。手术方式主要包括子宫肌瘤剔除术和子宫切除术，对于单纯剔除肌瘤的患者，子宫肌瘤仍然可能在原有的"土壤"中复发，所以术后也需要定期复查。手术途径可以经腹（开腹、腹腔镜）、宫腔镜、经阴道，具体选择什么手术方式，需要医生全面评估之后进行选择。

（裴璇）

4. 绝经后"大姨妈"造访：当心子宫内膜癌

大多数女性进入青春期以后，身边便多了一位叫"大姨妈"的朋友。她月复一月、年复一年地陪伴着女性朋友们，"相爱相杀"地走过数十载。到了绝经的年龄，终于可以欢天喜地送走"大姨妈"，不曾想这位"老朋友"的造访却带来了不小的困扰！

高阿姨：绝经3年了，上个月"大姨妈"突然又来了！

张阿姨：我都快60岁了，可"大姨妈"月月都来，什么时候是个头啊?

赵阿姨:我今年55岁,之前"大姨妈"每个月准时来,这几年"大姨妈"半年来一次,一来就是1个月,真让人头疼。

到底是从什么时候开始,我们的这位"老朋友"变成了最熟悉的"陌生人"了呢?

绝经后阴道出血

正常月经是伴随卵巢周期性变化而出现的子宫内膜周期性脱落及出血。

正常情况下,月经周期为21～35日,经期2～8日(平均4～6日);月经量20～60毫升,超过80毫升为月经过多。

而月经停止1年后再次出现阴道出血,这就是我们常说的"绝经后阴道出血"。

绝经后"大姨妈"从哪里来

(1)女性生殖系统疾病:这是绝经后阴道出血最主要的原因,包括老年性阴道炎、慢性宫颈炎、宫颈息肉、子宫内膜炎、子宫黏膜下肌瘤、内膜息肉、子宫肉瘤、卵巢肿瘤、输卵管癌、子宫内膜癌、宫颈癌等。

(2)因泌尿系感染、结石、肿瘤等引起的血尿以及由肠道肿瘤、痔疮等引起的便血等。

(3)因血小板减少性紫癜、再生障碍性贫血等全身性疾病或宫内节育器引起的阴道出血。

在所有原因中最需要警惕的是子宫内膜癌。要知道,绝经后"大姨妈"的来访绝不是"带你重返青春",敲开的也绝不是幸福之门,而是来为你敲响警钟的!

子宫内膜癌

子宫内膜癌是发生于子宫内膜的上皮性恶性肿瘤，高发年龄为50～60岁，多见于绝经后妇女，近年来有年轻化趋势。最新全球癌症数据报告显示，2024年全球女性子宫内膜癌新发病例数达97 723人，位列全球女性恶性肿瘤发病率第六。2024年中国女性子宫内膜癌新发病例数为77 722人，死亡人数高达13 511人。

警示信号

（1）不规则阴道出血（主要表现为绝经后阴道出血）、阴道排液（多为血性或浆液性，合并感染时可出现脓血性排液、恶臭等）以及下腹痛或腰骶部疼痛等。

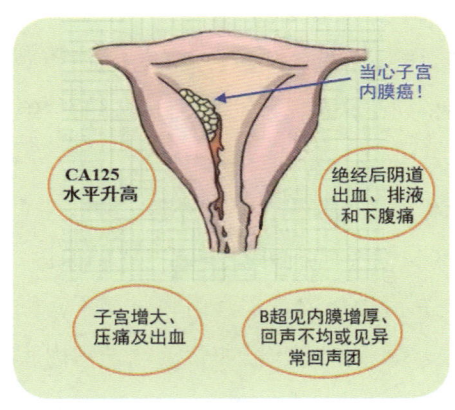

（2）妇科检查时发现子宫增大、压痛及出血等。

（3）B超提示子宫内膜增厚（绝经后的子宫内膜超过5毫米）、回声不均或见异常回声团等。

（4）实验室检查肿瘤标志物如CA125水平升高等。

哪些女性容易在绝经后被"大姨妈"找上门呢

大多数子宫内膜癌的发生与雌激素的长期作用密切相关，常见于以下人群：初潮早，绝经晚者；无排卵型异常子宫出血（AUB）、多囊卵巢综合征（PCOS）患者；不孕不育者；肥胖、高血压、糖尿病患者；卵巢颗粒细胞瘤、卵泡膜细胞瘤等功能性肿瘤患者；长期使用雌激素、他莫昔芬或有雌激素增高病史者；有乳腺癌、子宫内膜癌家族史者；有林奇综合征者等。另有少数子宫内膜癌的发病与雌激素无明确相关性。

普通女性一生中罹患子宫内膜癌的风险约为 2.6%，患有林奇综合征的女性其风险为 50%～60%。因此，建议有林奇综合征的女性每年行"妇科检查＋经阴道 B 超检查＋子宫内膜活检＋结直肠镜检查"，生育后可以考虑预防性切除子宫。

如何应对这位"不速之客"

不用过分担心，"大姨妈"会第一时间通风报信。

（1）积极预防肥胖等高危因素，对高危人群加强监测，早期干预。

（2）经阴道 B 超检查是首选的无创辅助检查方法，子宫内膜癌活检（诊断性刮宫、宫腔镜下活检、子宫内膜癌吸管活检等）是最重要的诊断方法，病理组织学是确诊的"金标准"。

（3）治疗原则是以手术为主，辅以放疗、化疗、内分泌治疗、靶向治疗和免疫治疗等综合治疗。

（4）定期随访，注意监测子宫内膜增长等情况。

只要能够及时准确识别，早期子宫内膜癌经过规范诊治后大多数患者的治愈率较高，总体预后良好，5 年生存率可达 80% 以上。

（曹思宇）

5. 雌激素与子宫内膜癌有何关系

子宫内膜癌是发病率最高的女性生殖系统恶性肿瘤，越是经济发达的地区子宫内膜癌的发病率越高。该疾病的患者通常在早期就有不规则阴道出血的临床表现，因此一般都可以做到早诊断、早治疗。早期子宫内膜癌的治疗效果通常较好，5年生存率可在90%以上。但当发现疾病时已是晚期，肿瘤容易转移到腹盆腔，5年生存率骤降到30%以下。

子宫内膜癌手术治疗需要切除双侧卵巢的原因

80%以上的子宫内膜癌的发病原因与雌激素相关。原本正常的子宫内膜在无拮抗的雌激素作用下增厚，进而产生不典型增生甚至癌变。阻断内、外源性雌激素可以明显降低子宫内膜癌的复发率。而根据这一原则，除了一些特殊情况之外，所有指南的治疗规范均要求切除双侧卵巢。

切除卵巢有哪些影响呢？人会一下子衰老吗

对于没有绝经的患者，卵巢切除后迅速降低的雌激素水平会使人提前进入绝经状态。患者常会出现一系列围绝经期症状，如多汗、潮热、烦躁、皮肤粗糙、阴道干涩等。除此之外，心脑血管疾病与骨质疏松的风险也会略有增多。但总体来说雌激素的降低是安全的，以上的症状会逐步减轻，这个过程并不会导致所谓的"衰老"。对于已绝经的患者，切除卵巢会进一步降低雌激素水平，但患者通常不会有明显的不适。

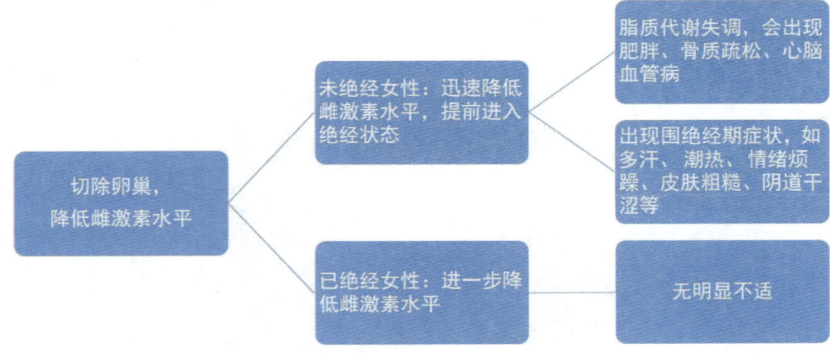

早期子宫内膜癌患者，能否在手术中保留卵巢

目前在学术界缺乏完全统一的结论，但大多数学者认为在小部分的患者中，保留卵巢是相对安全的，并不会增加肿瘤转移或者复发的风险。具体的筛选标准包括：① 患者年龄＜45 岁；② 无癌症家族史（排除林奇综合征）；③ Ⅰ期高分化子宫内膜样腺癌或 POLE 突变型，排除高危因素（肿瘤较大、肌层浸润、低分化、淋巴血管间隙浸润阳性等）；④ 腹腔细胞学检查阴性；⑤ 术前检查或术中探查未发现可疑腹膜后淋巴结；⑥ 术中需排除卵巢转移；⑦ 患者有保留卵巢的迫切需求，并且同意密切随访。在保留卵巢的同时，建议切除双侧输卵管。当然，无论哪种选择都需要与医生充分沟通后再行决定。

雌激素会增加患子宫内膜癌风险，哪些含有雌激素的食物不能吃呢

最常被质疑的豆制品其实有点被冤枉了。我们通常认为豆制品中含有一种物质叫异黄酮，其分子结构和人体雌激素类似，因此有时被称为植物雌激素。但根据目前已有的证据看来，大豆制品并不会导致乳腺癌或子宫内膜癌风险增加。甚至有部分研究认为，食用大豆还有可能减少子宫内膜癌发生，尤其是东方人和更年期妇女。

日常饮食中含有的雌激素成分是非常低的，无需特殊的忌口。但需要注意的是，有部分保健品打着纯天然、女性保健或美容养颜的旗号，悄悄地在其中添加雌激素，如蜂王浆、燕窝、鹿茸等"补品"是比较容易添加雌激素的。

另外，需要注意的一点是，肥胖会增加子宫内膜癌的风险，因为脂肪细胞也会产生少量的雌激素。因此，在治疗过程中，建议肥胖患者适当减肥，尽量选择健康低脂饮食。

（韩啸天）

6. 会遗传的子宫内膜癌：林奇综合征相关子宫内膜癌

子宫内膜癌多见于绝经后的老年女性，但是部分年轻女性亦可发生遗传性子宫内膜癌，即林奇综合征相关子宫内膜癌。林奇综合征相关子宫内膜癌患者携带的突变基因遗传给子女以及患多种恶性肿瘤的风险明显高于普通患者。

林奇综合征相关子宫内膜癌是咋样的

林奇综合征（Lynch syndrome）属于常染色体显性遗传性疾病，由 DNA 错配修复基因（*MMR*，主要包括 *MLH1*、*PSM2*、*MSH2*、*MSH6* 等）胚系突变而引起。表现为家族性癌症综合征，肿瘤发病年龄较早，家族一生中均具有发展成癌的危险性。主要有结直肠癌、子宫内膜癌及其他的癌，包括小肠癌、胃癌、胆管癌、卵巢癌、肾盂/输尿管癌、皮脂腺肿瘤等。

由上述基因突变而罹患的子宫内膜癌，即称为林奇综合征相关子宫内膜癌，约占子宫内膜癌总数的 3%。林奇综合征相关子宫内膜癌的临床症状与非遗传性子宫内膜癌相似，但林奇综合征相关子宫内膜癌患者无肥胖、糖尿病、多囊卵巢综合征及雌激素过多等表现。发病年龄较非遗传性子宫内膜癌提早约 10 年，平均年龄约 46.4 岁（普通人群平均年龄 56.3 岁）。其中，*hMLH1* 和 *hMSH2* 基

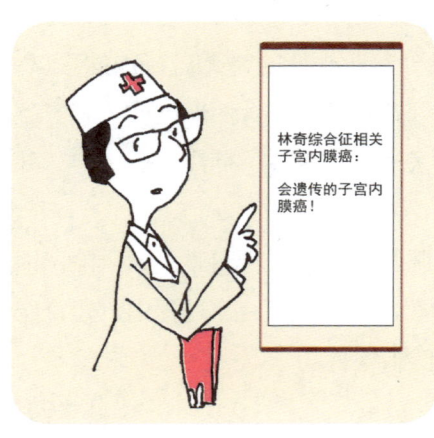

林奇综合征相关子宫内膜癌：
会遗传的子宫内膜癌！

因突变者为 39.0～49.5 岁，*hMSH6* 基因突变者为 50.6～59.5 岁。

林奇综合征相关子宫内膜癌为什么会遗传

每位林奇综合征相关子宫内膜癌患者都有两个林奇综合征基因的拷贝，一个拷贝来自母亲，另一个来自父亲。因此，父母一方确定有林奇综合征，至少有 50% 的机会把基因遗传给子女，并且女性和男性的遗传风险一致。

林奇综合征家族中的女性成员终身罹患子宫内膜癌的风险为 27%～71%，且 40%～60% 为首发肿瘤；家系成员患结直肠癌的风险约为 50%。林奇综合征相关子宫内膜癌发病后，10 年内再次患癌的概率为 25%，15 年内再次患癌率为 50%。因此，林奇综合征相关子宫内膜癌也被视为"前哨"肿瘤。

哪些人群需要进行林奇综合征筛查

中国抗癌协会妇科肿瘤专业委员会建议：对于 < 50 岁或者有家族史的子宫内膜癌或结肠癌患者，建议进行基因检测和遗传咨询。林奇综合征患两种恶性肿瘤如结肠癌或者卵巢癌的可能性增加，这些患者的亲属也是林奇综合征的易感人群，因此建议根据子宫内膜癌患病年龄和家族患癌情况进行遗传咨询。

美国国家综合癌症网络（NCCN）指南建议：以下内膜癌患者或健康个体，应前往医院进行 MMR 胚系突变检测，及早发现并密切随访。

（1）已知家族有林奇综合征相关基因突变。

（2）内膜癌患者 < 50 岁。

（3）内膜癌患者同时或异时伴有林奇综合征相关癌。

（4）内膜癌患者有 ≥ 1 个一级或二级亲属患林奇综合征相关癌且 < 50 岁。

（5）内膜癌患者有≥2个一级或二级亲属患林奇综合征相关癌，不分年龄大小。

（6）内膜癌个体MMR缺失［肿瘤微卫星不稳定性（MSI）/蛋白检测］。

（7）健康个体家族中≥1个一级亲属患内膜癌/结直肠癌且<50岁。

（8）健康个体家族中≥1个一级亲属患内膜癌/结直肠癌伴同时或异时患有林奇综合征相关癌。

（9）健康个体家族中≥2个一级或二级亲属患林奇综合征相关癌，至少1个<50岁。

（10）健康个体≥3个一级或二级亲属患林奇综合征相关癌，不论年龄。

如何借助林奇综合征监测及预防妇科肿瘤

对林奇综合征家系的监测，可根据携带不同的突变基因型而定。*MLH1/MSH2*基因突变携带者，建议从20～25岁开始每1～2年做一次妇科检查；*MSH6/PMS2*基因突变携带者，则建议从25～30岁开始每1～2年做一次妇科检查。建议林奇综合征患者密切随访监测子宫内膜，与医生讨论危险因素，降低患子宫内膜癌风险。可根据患者选择，在生育完成后进行预防性全子宫双附件切除，并建议行肠镜等检查，以降低结直肠癌的风险。

（梁山辉）

7. 患了子宫内膜癌还能怀宝宝吗

小媛今年32岁，刚刚结婚不久，最近因为"不规则阴道流血"

在当地医院检查后确诊为子宫内膜癌。医生告诉小媛,早期子宫内膜癌治疗的标准方案是手术摘除子宫。对小媛来说,一边是恶性肿瘤,任其进展自己的生命可能被病魔吞噬;另外一边是刚组建的家庭和生儿育女的愿望,这么年轻就失去子宫,小媛内心无法接受。小媛很想了解的一个问题就是:患了子宫内膜癌以后还有机会怀宝宝吗?

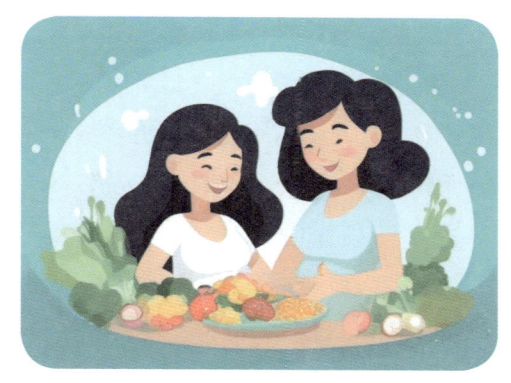

要回答这个问题,咱们首先得聊一聊子宫内膜癌的特点。子宫内膜癌是常见的妇科恶性肿瘤之一。在部分经济较为发达的地区,子宫内膜癌已取代宫颈癌成为发病率最高的妇科恶性肿瘤。子宫内膜癌多发于绝经后的妇女,其标准治疗方式为以手术为主的综合治疗。子宫内膜癌总体预后较好,Ⅰ期子宫内膜癌 5 年生存率超过 90%。

近年来,随着生活方式等因素的改变,子宫内膜癌呈现出发病年轻化的趋势。随着女性受教育水平提高及广泛参与社会工作,女性的结婚和生育年龄逐渐推迟,这也就造成了许多女性在确诊子宫内膜癌时还未生育。而国家三孩政策的放开,部分生育后的育龄期子宫内膜癌患者也会因为生育二胎或三胎的愿望要求保留生育功能。以上因素,也就造成了和小媛一样要求保留生育功能治疗的子宫内膜癌患者越来越多。

那么我们回到小媛提出的问题：患了子宫内膜癌还能怀宝宝吗

答案是：有机会，但有很多的前提条件。子宫内膜癌保留生育功能的治疗，并非子宫内膜癌标准的治疗方案。这意味着患者要为了保留生育功能承受疾病进展及复发的风险，并且在临床实践上保育治疗更比直接行标准手术治疗复杂得多。

哪些子宫内膜癌患者能进行保留生育功能治疗

首先，看病理检查结果。

保育治疗主要适用于诊刮术后证实的组织学分级为G1（高分化）的子宫内膜样腺癌。而子宫浆液性癌、透明细胞癌、癌肉瘤及子宫平滑肌肉瘤患者，因恶性程度高，不可进行保育治疗。

其次，全面评估病情，确认病变无肌层侵犯和子宫外转移。

患者治疗前需行盆腔增强磁共振成像等检查，确认病灶局限于子宫内膜内、无肌层侵犯并且无宫腔外转移，才适合进行保育治疗。

再次，患者没有孕激素治疗及妊娠的禁忌证。

NCCN指南推荐的保育治疗方案需要应用大剂量孕激素，因此存在乳腺癌病史、心肌梗死、脑梗死、肺栓塞、下肢静脉血栓等孕激素应用禁忌证的患者不适合保育治疗。

最后，患者要有强烈的保留生育功能的愿望，患者应当被告知保育治疗并非子宫内膜癌的标准治疗方法。

医生始终应该告知患者Ⅰ期子宫内膜癌标准治疗方式是包含全子宫切除的全面分期手术。保育治疗并非标准治疗的言下之意，就是采取保育治疗出现疾病进展、复发的风险始终大于标准的手术治疗，并且保育治疗中也可能出现疾病进展、复发，造成保育失败。少数患者可能既没有保育成功，还因疾病进展失去了生命。医生交代风险是希望患者能做好心理准备，治疗需要严格遵守医嘱、服药及复查，否则可能造成治疗失败甚至危及生命。

子宫内膜癌保育治疗的主要方式有哪些

美国 NCCN 指南推荐以孕激素为基础的治疗，主要包括醋酸甲地孕酮（MA）、醋酸甲羟孕酮（MPA）以及宫内放置左炔诺孕酮释放装置（LNG-IUS）3 种方法。对于肥胖患者可考虑连用二甲双胍。首选大剂量孕激素口服，若 3~6 个月未完全缓解，可加用或换用促性腺激素释放激素激动剂（GnRH-a）及芳香化酶抑制剂。我国部分治疗中心采用宫腔镜下病灶电切术联用孕激素并报道疾病缓解率优于单用孕激素。

怎么样才说明保育治疗成功

一般保育治疗时间至少持续 6 个月。孕激素治疗开始后，医生会在治疗后每 3 个月通过宫腔镜等检查评估子宫内膜情况，若 6 个月时肿瘤完全消失，可考虑尽快妊娠。如果有肥胖、多囊卵巢综合征、不排卵综合征等导致不易怀孕的因素，推荐患者采用辅助生殖技术帮助怀孕。

哪些情况应该停止保育治疗

出现以下情况，推荐患者终止保育治疗并尽快行子宫切除手术。

（1）治疗 6 个月后，肿瘤无缓解。

（2）随访活检证实肿瘤进展。

（3）复发次数 ≥ 3 次。

（4）保育治疗无法耐受。

成功分娩以后子宫还能继续保留吗

不推荐。子宫内膜癌保育治疗肿瘤消退后的复发率高达 40%，建议患者生育完成后及早行包含全子宫切除的分期手术。

子宫内膜癌的保育治疗需要医患双方的密切配合。在治疗过程中，医生需要判断患者是否适合进行保育治疗，确定最佳的治疗方案、治疗时间并对患者进行长期密切随访。我们也理解患者在治疗过程中会有比较大的精神压力，比如担心治疗效果不佳、害怕疾病进展，并且治疗过程中她们需要承受药物副作用及频繁检查带来的一系列痛苦。作为妇科肿瘤医生，我们考虑的始终是患者生命优先，在治疗过程中做好患者的心理疏导及全程管理，在早期子宫内膜癌患者实现生育愿望的过程中为其生命健康保驾护航。

（景楚瑜）

8. HPV 阳性会得宫颈癌吗

目前已公认超过 99% 的宫颈癌起病元凶是人乳头瘤病毒（HPV）的持续感染。这让广大女性"谈 HPV 色变"，然而这一病毒到底会对女性产生什么影响？感染它就一定会患上宫颈癌吗？

HPV 是什么病毒

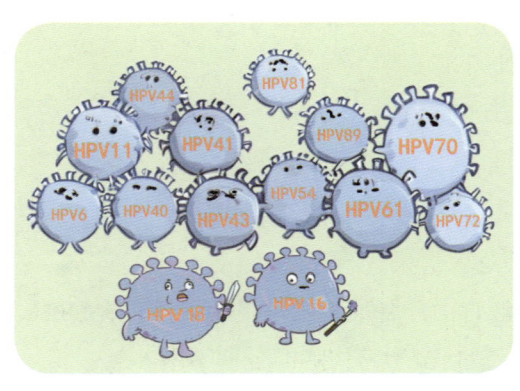

HPV 是一种适于生活在潮湿、温暖的环境中的 DNA 病毒，它从性质上来说与乙肝病毒类似，但它能感染人体多处的皮肤或者黏膜，从而引起各类病变。HPV 的致病性与

它的亚型有关，目前已发现超过200种，而其中约40种亚型可感染生殖道。按照它们致病的能力，可划分为2类：一类是高危型，如HPV16、HPV18型，它们的持续感染会引起恶性肿瘤，最常见的是宫颈癌；另一类是低危型，如HPV6、HPV11型一般与恶性病变无关，但常引起生殖道疣。

哪些人更容易感染HPV

生殖道相关的HPV，主要通过性行为或皮肤的亲密接触传播。大量研究已经确定，与HPV感染相关的风险因素包括性伴侣数量过多、初次性行为年龄过早、吸烟、使用口服避孕药、慢性炎症、免疫抑制状态（如HIV感染）等。此外，HPV的亚型也是决定其传播能力的重要因素。除性行为之外，与HPV感染关系最密切的是年龄，多数研究表明，当年龄>30岁后，HPV感染的风险明显降低。随着年龄的增加，HPV感染的风险降低，似乎与性行为的变化无明显相关性，提示免疫反应可能起一定作用。然而，随着年龄的增加，将会出现第二个HPV感染高峰。

女性的HPV感染率很高吗

目前有多项研究利用HPV-DNA研究证实，健康女性人群中HPV感染率为2%～44%。另有研究认为，只有不到三成的女性一生中未曾感染HPV。大部分HPV感染者不知道自己已经被感染，没有明显不适的症状。流行病学研究证实，HPV感染率在性活跃的年轻女性中最高，从而很好地说明了性活跃的年轻人感染HPV的风险更高。

什么是持续性HPV感染

HPV感染虽然常见，但约80%的HPV感染可以在1～2年自然清除，女性宫颈HPV感染的中位清除时间是9.4个月。但是女性30岁以后其自然清除率显著下降,可发展为持续感染。高危型HPV感染持续时间较低危型长。持续性HPV感染导致癌症发生的关键性作用是毋庸置疑的,但是对于何为持续性或瞬时HPV感染,目前并没有明确的共识。至少在确定HPV感染随后的6个月或1年的时间内仍持续存在,具有较高发展为宫颈病变的倾向,才考虑持续性HPV感染。因此,不能认为检测到HPV高危型感染就一定会发展成宫颈癌。

除了癌症,HPV还有哪些危害

已有很多研究从羊水、胎盘滋养细胞、脐带血中检测出HPV,提示HPV可以在孕期发生母婴垂直传播。HPV与滋养细胞的相互作用可能会引发超敏反应,导致妊娠并发症,如妊娠期高血压疾病或者早产。HPV对子代可以导致幼儿出现黏膜、结膜及呼吸道感染,其中幼儿型呼吸道乳头瘤病是最严重的疾病。剖宫产并不能防止新生儿患病,提示母婴垂直传播可以发生在孕期。此外,低危型HPV感染引起生殖道尖锐湿疣,一般由HPV6型和HPV11型引起,两者感染所致生殖道尖锐湿疣占90%左右。

在临床工作中,我们常用流感病毒的例子来向患者解释HPV感染。绝大多数患者的病毒会被机体消灭,但一小部分的患者需警惕病变的升级,就如流感加重成肺炎也会存在危险性。而对于已感染HPV的女性,目前虽然没有杀灭此类病毒的特效药,但自身的免疫系统通常可以清除它们。当然为了减少HPV感染概率,可以在专业医疗机构指导下接种HPV疫苗,同时注意个人卫生、加强身体锻炼、提高机体免疫力,做好常规体检筛查即可。

(韩啸天)

9. 宫颈癌前病变知多少

临床工作中，甚至日常生活中，经常会有患者或者朋友会拿着报告前来咨询一些关于宫颈病变的问题，今天我们针对一些大家常常提问的问题做一些解答。

宫颈癌前病变是宫颈癌吗？当然不是

宫颈癌前病变只是一个常用的笼统的名称，专业上称为"宫颈上皮内瘤变"。这种瘤变分为两大部分，一种是低级别的，另一种则是高级别的。准确地说，目前认为高级别的这部分才属于癌前病变，而低级别的并不属于癌前病变。

通常拿着报告单来咨询的患者，多数都是TCT（宫颈刮片）检查出来异常，这种时候医生一般会建议做一些进一步检查来确定这种异常属不属于宫颈病变，再根据进一步检查的结果来推荐合适的治疗方式。

得了宫颈癌前病变就一定会变成宫颈癌吗

如果进一步的检查发现确实存在宫颈病变，您也不要惊慌。因为宫颈上皮内瘤变≠宫颈癌。大部分的宫颈病变会自然消退，所以只有其中很小一部分患者需要积极治疗，这其中主要是高级别病变的患者。当然，虽然发展成宫颈癌的概率很小，但是一旦您发现存在宫颈病变，就一定要记得定期复查！因为癌前病变发展成宫颈癌需要相对漫长的时间，只要定期复查，就有很大机会预防宫颈癌！

宫颈病变的原因是什么呢

无论是低级别还是高级别宫颈病变，其病因大多与高危型HPV（人乳头瘤病毒）感染相关。所谓的高危型HPV就是HPV

家族中会导致生殖系统恶性肿瘤的那部分，常见的包括 HPV16、HPV18、HPV31、HPV33、HPV35 型等。超过一半的低级别病变会自动消退，剩下的一部分可能持续存在，很少的一部分进展为高级别宫颈病变。高危型 HPV 的持续感染（一般认为超过 2 年）就是导致宫颈病变的重要原因。

宫颈病变可以预防吗

既然病因清楚了，那么预防起来就相对简单很多。相信您也有听说过近期很热的 HPV 疫苗，接种 HPV 疫苗可以作为预防一些类型 HPV 感染的方法。但由于导致宫颈病变的 HPV 的类型实在太多，即使是目前最好的九价疫苗也不能完全覆盖，因此无论是否接种 HPV 疫苗，均需要定期进行妇科体检，做好宫颈癌筛查，发现问题后积极处理，这样就可以将宫颈癌前病变扼杀在萌芽状态。

宫颈病变需要怎么治疗呢

说了这么多，最重要的问题来了。很多患者最关心的就是宫颈病变后续需要怎么治疗呢？需要切子宫吗？需要放化疗吗？

您先别急！前面说了，宫颈病变分为不同的类型，对于低级别病变的患者，您大可放心，保持愉快心情，切勿焦虑，加强锻炼，正常生活工作，只需记得 3～6 个月来门诊复查就可以。对于高级别病变的患者，相对而言就要谨慎很多，不过即便是发生的高级别病变，也不是天塌下来，多数通过小手术即可恢复健康，完全不会影响您的日常生活！

通常对于高级别病变，因为其发展成宫颈癌的概率要高一些，所以处理上要相对积极一些。通常我们会建议您做一个锥切手术或者 LEEP 手术（指宫颈环形电切术），根据手术后的病理再决定后续的治疗。

为什么我们会推荐做锥切手术或 LEEP 手术呢

打个比方,您的宫颈是个"苹果",现在我们发现"苹果"表面发生了一些溃烂。宫颈 TCT 刮片和活检,就好比我们在"苹果"溃烂处取了一小块去送化验。但是这一块"苹果"到底溃烂到了什么程度,我们不全部切开来是没有办法判断的。这就是锥切或者 LEEP 手术的意义。目的就是把"苹果"溃烂处送去化验,防止里面更深的地方存在更严重的病变被漏掉了,毕竟癌前病变和癌是完全不一样的治疗和处理方案。如果手术后的病理检查结果还是癌前病变,并且切缘阴性,说明患者体内的病变基本切除。如果愿意,患者大可放心保留子宫,但仍需记住定期到医院复查以防复发。

总之,一旦发现宫颈病变,请您不要惊慌失措!保持冷静,来医院寻求专业医生的帮助吧!

(张玮)

10. 解密宫颈癌

作为一种常见的女性恶性肿瘤,宫颈癌居于女性生殖系统恶性肿瘤的前列,全世界每年约有 66 万新发病例,每年约有 35 万人死于宫颈癌。80% 以上的病例发生于发展中国家,在我国,每年新发病例约 15 万,死亡人数超 5 万,约占全部女性恶性肿瘤死亡人数的 18%,严重威胁女性生命健康。

宫颈癌的发病原因有哪些

高危型 HPV 持续感染是宫颈癌的主要病因,慢性感染、性传播疾病、吸烟等可能为协同因素。目前认为宫颈癌的发生、发展,是由量变到质变、由渐变到突变逐渐演化的过程。首先过度活跃的

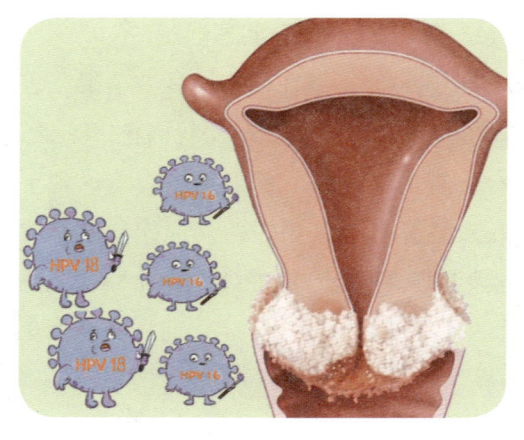

宫颈化生上皮在外来物质（如 HPV 或其他致癌物质）的刺激下形成宫颈上皮内病变，随着病变的继续发展，突破上皮下基底膜，浸润间质，则形成了宫颈浸润癌。一般认为，从宫颈的上皮内病变发展为浸润癌需要 10～15 年，但约 25% 在 5 年内发展为浸润癌。

宫颈癌有哪些临床表现

早期的宫颈癌没有明显的症状和体征，随着疾病的发展，可以表现出阴道流血（早期接触性出血、后期不规则阴道流血）、阴道排液（液体为白色或血性，可稀薄如水样或米泔状，或有腥臭）。晚期根据病灶累及范围，可出现不同的继发症状。当病灶累及尿道时，可出现尿频、尿急等症状，压迫或累及输尿管时可引起输尿管梗阻、肾盂积水等，同时可伴有贫血、消瘦等全身症状。

宫颈癌的病理类型有哪些

当患者拿到一张活检或术后的病理报告时，首先看到的便是疾病的病理类型。常见的有鳞癌（占宫颈癌的 80%～85%）、腺癌（占宫颈癌的 15%～20%）和腺鳞癌（占宫颈癌的 3%～5%）等，少见的譬如神经内分泌癌、未分化癌、透明细胞癌、黑色素瘤等。

宫颈癌的治疗方法有哪些

常见的方法有手术、放疗、化疗、靶向治疗、免疫治疗等。其中，手术、放疗属于局部治疗，化疗、靶向治疗、免疫治疗等属于全身治疗。具体选用哪种方法治疗，需要综合考虑患者的临床分期、年龄、身体状况、生育要求等多种因素，选定适合患者的个体化治疗方案。

原则上手术仅适用于早期的宫颈癌患者，早中晚期均可选用放疗，伴有全身转移的以化疗为主。

哪些宫颈癌患者可以选用手术治疗？哪些患者可以选择保留生育功能的手术？为什么部分患者手术治疗后还要进行放化疗？

宫颈癌手术方法包括保留生育功能和不保留生育功能两类，手术的方式以开腹手术为主，也可选用腹腔镜、机器人手术等。手术治疗主要应用于早期（ⅠA～ⅡA期）患者。

保育手术有严格的适应证，对于ⅠA1～ⅠB2期、肿瘤直径≤4厘米，病理类型为鳞癌、腺癌、腺鳞癌及部分肉瘤，年龄≤45岁，有强烈生育意愿的患者可选择保留生育功能手术。

有部分患者术后病理存在中、高危因素（表1-2），根据NCCN指南需要进行放化疗以降低复发率，改善预后。

表 1-2 宫颈癌术后中、高危因素

高 危 因 素	其他危险因素
淋巴结阳性	淋巴管间隙浸润
宫旁浸润	深肌层浸润
切缘阳性	肿瘤较大、腺癌

什么是放疗？放疗有哪些种类

放射治疗简称放疗，是利用高能放射线杀伤肿瘤细胞、消除肿瘤的一种治疗方法。早中晚期宫颈癌均可选用放疗，对于早期

（ⅠA～ⅡA期）患者，手术与放疗的治疗效果相当。而对于不能手术切除的中晚期患者，放疗则是首选治疗。

按放疗的技术分类，对宫颈癌患者来说，常用的技术有体外放射治疗和近距离腔内治疗。体外放射治疗是利用放射线在体外照射肿瘤病灶及淋巴结引流区，近距离腔内治疗是将施源器放置于阴道内进行治疗。对于中晚期宫颈癌患者来说两种方式往往需要同时使用，配合治疗。

据放疗目的来分类，包括辅助放疗、根治性放疗及姑息性放疗（表1-3）。

表1-3 据放疗目的分类

类型	放疗特征
根治性放疗	对肿瘤组织进行致死剂量照射，以达到与根治性手术相当效果的放疗方法
辅助性放疗	是综合治疗的一部分，常常需要和手术、化疗等其他治疗方法相结合
姑息性放疗	针对临床不能治愈的患者，以减轻痛苦、缓解症状、改善患者生存质量、延长生存期为目的的治疗方法

宫颈癌的化疗

化疗是宫颈癌综合治疗的重要组成部分，主要用于术前术后的辅助治疗、同期放化疗、复发转移宫颈癌的姑息性治疗等。常用的药物有铂类（顺铂、卡铂等）、紫杉醇类、拓扑替康、环磷酰胺、培美曲塞、吉西他滨等。

放疗的患者在治疗时往往给予同步化疗，目的在于化疗药物除可直接杀伤肿瘤细胞外，还能增强放疗的敏感性，增强疗效。

化疗作为一种全身治疗方法，化疗药物对肿瘤细胞进行杀伤的同时，也有一些副作用，譬如骨髓抑制（白细胞、血小板等的减少）、恶心呕吐、腹泻、脱发、神经毒性及一些过敏反应。

靶向治疗

靶向治疗是指应用特异性针对肿瘤细胞特有分子的靶向治疗药物攻击杀灭肿瘤细胞的治疗方法。目前推荐的宫颈癌靶向治疗药物主要有贝伐珠单抗、拉罗替尼、恩曲替尼等，其中贝伐珠单抗可作为治疗持续性、复发性、转移性宫颈癌首选方案的联合用药。

免疫治疗

免疫治疗的关键在于重塑有效的抗肿瘤免疫反应，其中以PD-1/PD-L1免疫检查点抑制剂最具有代表性。这两种抑制剂作为广谱的抗肿瘤药物，目前已被广泛应用于黑色素瘤、非小细胞肺癌、宫颈癌等多种恶性肿瘤的治疗当中。其中，帕博利珠单抗治疗晚期宫颈癌的客观缓解率达12.2%，纳武利尤单抗治疗复发或转移性宫颈癌的客观缓解率达26.3%。

虽然免疫治疗已经取得了一定的进展，但单药治疗的有效率偏低，更趋向于与其他治疗方法联合应用。

（刘素萍）

11. 宫颈癌筛查那些事儿

宫颈癌前病变的早期诊断和早期治疗是防治宫颈癌的关键。有效的筛查可以及早发现宫颈癌前病变，采取有效手段干预处理，从而降低宫颈浸润癌的发病率。

那么大家可能会问：

我们应该从什么时候开始筛查呢？具体怎么筛查呢？

最怕做妇科检查了，宫颈癌常见的筛查方法是怎样做的？会很难受吗？

我们只看得懂"正常""阴性"这些字样，如果不是这些字样我们该怎么办？

什么是阴道镜检查？什么情况下需要行阴道镜检查？做阴道镜有哪些注意事项呢？

接下来，我们来一一回答这些问题。

宫颈癌筛查的年龄段及主要方法

详见表 1-4。

表 1-4 宫颈癌筛查年龄段及主要方法

人群	筛查频次	建议方法
<21 岁	无需筛查	HPV 疫苗接种和有保护性的性行为预防
21～29 岁	1 次 /3 年	单独进行宫颈细胞学检查（TCT）
30～65 岁	首选：1 次 /5 年 次选：1 次 /3 年	细胞学和 HPV 联合筛查 单独进行细胞学筛查
>65 岁	对于此前筛查结果为明确阴性和无 CIN2 或更高级别病变，65 岁后停止筛查 既往有 CIN2、CIN3 或原位腺癌病史的女性，应在病变自然消退或临床治疗后持续筛查 25 年	

宫颈细胞学（TCT）和 HPV 检查是个怎样的过程

其实不管是 TCT 还是 HPV 检查，它们的操作过程是差不多的，全程仅需 3～5 分钟。患者需要首先按照医生的指导放松地躺在妇科检查床上，医生会用一种称为阴道窥器的器械扩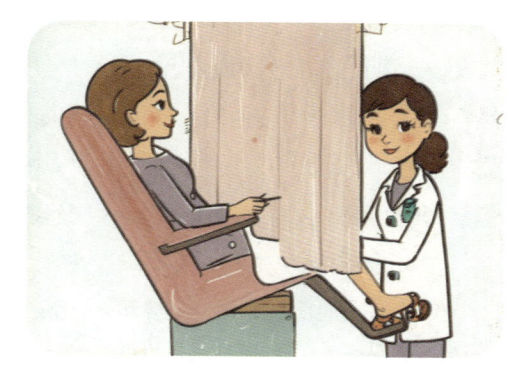张阴道内壁，以便可以看见宫颈，接下来就是取样。在医生取样的过程中可能会出现轻度不适症状，但因为宫颈内￣没有痛觉神经末梢，所以大可不必紧张。

拿到 TCT 和/或 HPV 检查结果后该怎么办

拿到结果后怎么办呢？其实这个环节也很简单。如果结果正常的话，那就定期做好筛查就可以了；如果结果不正常，那就需要找医生来判断并进行下一步的处理（如下图）。

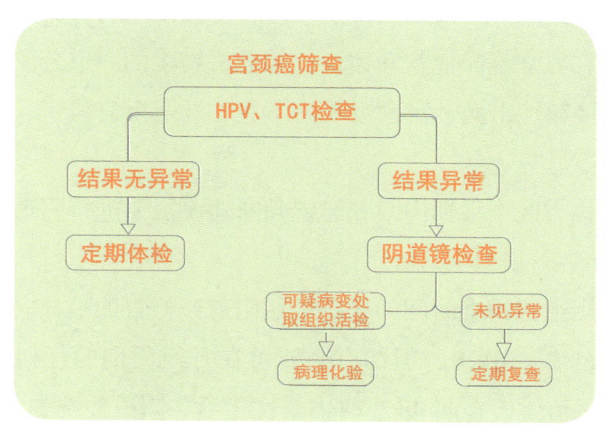

什么是阴道镜检查

阴道镜是一种妇科内窥镜,主要用于外阴、阴道、宫颈上皮内病变、早期宫颈癌及其他下生殖道早期病变的辅助诊断及评估。它是将充分暴露的阴道和宫颈光学放大5～40倍,直接观察这些部位的血管形态和上皮结构,以发现与癌变有关的异形上皮、异形血管,对可疑部位进行定位活检,以提高宫颈病变的确诊率。

具体哪些情况需要做阴道镜检查

(1)宫颈细胞学检查结果异常,包括:不典型鳞状上皮细胞(ASC-US)、不典型鳞状上皮细胞-不除外高度鳞状上皮内病变(ASC-H)、低度鳞状上皮内病变(LSIL)、高度鳞状上皮内病变(HSIL)、不典型的腺上皮细胞(AGC)、鳞状细胞癌(SCC)、腺癌、腺原位癌(AIS)、巴氏分级ⅡB以上等结果。以上宫颈细胞筛查的异常结果,要找医生帮你分析,医生会结合HPV结果确定是否需要做阴道镜的进一步检查。

(2)HPV检测HPV16、HPV18型阳性者。

(3)宫颈锥切术前确定切除范围。

(4)宫颈、阴道及外阴病变治疗后复查。

(5)有异常临床症状和体征,如异常增多的阴道分泌物药物治疗无效、接触性出血、宫颈炎久治不愈、外阴反复瘙痒、色素改变或赘生物等。

(6)检查医生根据肉眼和经验判断建议需要进行阴道镜检查。

做阴道镜检查注意事项有哪些

(1)阴道镜检查时间问题:虽然阴道镜检查的最佳时间是在月经干净后的7～10天,但如有必要可在月经周期的任何时间内进行,并且阴道镜检查前48小时内禁性生活、阴道冲洗和上药。

（2）阴道镜检查禁忌证：阴道镜检查没有绝对禁忌证。但如果你是育龄妇女，在无有效避孕措施下性生活，也就是无法确定是否会怀孕的情况下，或者存在下生殖道感染，还是请医生判断是否延期检查。

（3）做完阴道镜活检会出血：医生在结束取样后会根据患者局部出血情况使用无菌纱布压迫止血，第二天自行取出就可以了。取出纱布后如果少量出血可注意休息，禁性生活、阴道冲洗和上药两周左右，以便活检伤口充分愈合。极少数患者纱布取出后会出现出血大于平时月经量的情况，这时候及时去医院就诊，医生会根据情况决定是否再次压迫止血。

最后就是等待活检的病理结果请医生决定下一步处理措施了。

相信你在了解了以上大概步骤后，会比较轻松地面对宫颈癌筛查，并做好筛查了吧。让我们共同努力，守护宫颈健康！

（胡琴）

12. 患有宫颈癌可以保留生育功能吗

很多患者常问，得了宫颈癌就一定需要切除子宫吗？答案并非如此。事实上，早期宫颈癌患者不但可以保留子宫，有些在治疗后甚至可以成功生育。那么，哪些患者符合宫颈癌保育条件？治疗期间又需要注意些什么呢？

哪些患者符合宫颈癌保育条件

对于宫颈癌 FIGO 分期为 IA1～IB1 期，肿瘤直径 ≤ 4 厘米，病理类型为鳞癌、腺癌、腺鳞癌，CT、MRI、X 线片、PET-CT 等影像学检查证实肿瘤局限于宫颈，无其他部位转移，患者年龄 ≤ 45

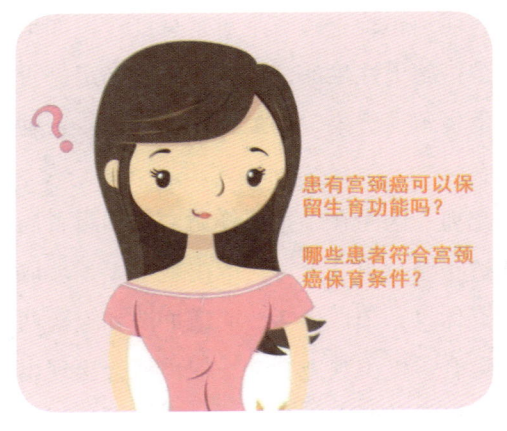

岁，有强烈生育意愿且没有明确生育功能损伤的患者，均可以考虑尝试保留生育功能手术。对于某些少见病理类型，如宫颈胚胎性横纹肌肉瘤、宫颈腺肉瘤，若患者满足年轻、肿瘤局限于宫颈的条件，不论肿瘤大小如何，也可以考虑尝试宫颈癌保育手术。

复旦大学附属肿瘤医院肿瘤妇科是全国最早开展宫颈癌保育手术的单位之一，也是全国乃至全世界开展宫颈癌腹式根治性宫颈切除术（ART）数量最多的单位，对于宫颈癌保育治疗具有丰富的临床经验。截止到目前，该院已成功开展腹式根治性宫颈切除术400余例。

保育手术相比传统的子宫切除术是否安全

对于符合宫颈癌保育条件且成功实施保育手术的患者，实施保育手术的治疗效果与传统的子宫切除术相当，并不会增加复发风险。在该院近期发表的一项研究中，统计了2004年4月至2017年12月，共333名实施腹式根治性宫颈切除术的患者，复发率仅为3.3%。与经典的根治性子宫切除术相比，复发率并无显著差异。

实施保育手术后何时可以尝试怀孕

一般来讲，患者术后若不需要实施进一步治疗，术后半年可以尝试怀孕。若患者术后接受化疗，需要在化疗结束半年至1年后尝试怀孕。

术后怀孕会增加复发概率吗

怀孕并不会增加患者复发的风险。截止到目前,在我院实施保育治疗且术后怀孕的患者,没有一例患者在怀孕期间出现复发。

保育术后怀孕的患者需要注意些什么

一般来讲,宫颈具有辅助受孕、防止流产和早产的作用。对于宫颈癌保育患者,虽然保留了子宫体,但宫颈已全部或大部分切除,所以术后患者出现宫颈功能不全、流产和早产的概率比正常妊娠女性有所增加。为了防止这一现象发生,有些医生术中会对患者常规实施宫颈环扎。对于没有实施环扎的患者,怀孕后也不要过于惊慌,适当减少站立和活动时间,多卧床休息,定期检查宫颈长度。宫颈功能严重不全的患者,也可在怀孕后补充宫颈环扎。只要孕期加以注意,大部分患者可保证顺利甚至足月生育。

(李晓琦)

13. 有卵巢肿块,该怎么办

门诊上或经常有朋友过来咨询,B超查出一个卵巢来源可能的盆腔占位(卵巢肿瘤)该怎么办?其实,大家之所以很紧张,是担心自己的卵巢肿块为恶性肿瘤。据最新权威数据统计,我国每年约有5万新发卵巢癌,发病率为$(5\sim10)/10$万人·年。由此可见,大部分卵巢肿块是良性。那么,卵巢良性肿瘤需要处理吗?哪些情况下需要高度警惕卵巢恶性肿瘤呢?

我的卵巢肿块可能是什么

卵巢肿瘤是女性生殖系统常见的肿瘤之一。常见的卵巢肿瘤分良性、恶性及交界性三种。良性较多见的是功能性囊肿、囊腺瘤等。

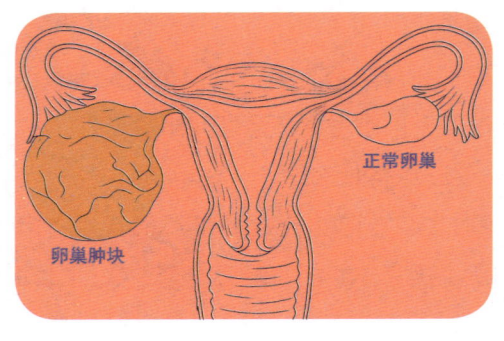

卵巢囊腺瘤是最常见的卵巢肿瘤，占所有卵巢肿瘤的60%～70%。在绝经前的女性中，卵巢癌只占卵巢肿物的5%，所以你的卵巢肿块很可能是一个卵巢良性肿瘤哦。

我为什么会出现卵巢肿块

关于卵巢肿块的发病原因至今不明。目前研究发现一些可能增加卵巢癌患病的特异因素。如不孕妇女或未婚女性易患卵巢癌，而妊娠次数增多患癌机会降低。此外，浸润性上皮性卵巢癌中，约10%与常染色体显性高渗透性基因因素有关，主要涉及生殖细胞中 BRCA1 或 BRCA2 基因突变。携带 BRCA1 和 BRCA2 基因突变的女性，终身发生卵巢癌的风险分别为40%及20%。

B超提示卵巢肿块，CA125也高于正常水平，是恶性肿瘤么

血清CA125是辅助判断卵巢肿块良恶性的重要指标，但不是卵巢癌的特异性标志。正常情况下，女性血清CA125水平＜35单位/毫升，但在月经期、正常妊娠早期以及妇科某些疾病如子宫内膜异位症、子宫肌瘤、子宫肉瘤、子宫内膜癌等疾病中也可观察到CA125水平升高。若CA125检测值升高到200单位/毫升以上且持续升高，则需高度警惕卵巢癌可能。

仅有盆腔B超及血清CA125检测结果，哪些情况需要高度警惕卵巢癌

（1）初潮前或绝经后女性B超提示附件包块或卵巢增大（绝经后卵巢萎缩至平均1.5厘米×1厘米×0.5厘米）。

（2）卵巢肿块直径＞5厘米。

（3）血清CA125水平＞200单位/毫升。

（4）B超提示肿块为实性或囊实性者。

（5）双侧卵巢均发现肿块。

若出现上述情况，建议进一步检查，如盆腔磁共振成像检查（MRI）等。

我的卵巢肿块需要切除么

如果年轻女性体检B超提示有盆腔囊性占位，直径在5厘米左右或以下，可观察2个月经周期，在月经结束后一周左右再次复查盆腔B超。一般功能性囊肿在8周内会自然缩小，如果肿块不缩小反而增大，则需进一步检查；年轻女性肿块如＞5厘米，则需引起高度重视，因为50%的卵巢实质性肿瘤是恶性的。而绝经后女性如发现盆腔肿块或妇检时扪及增大卵巢，首先需要考虑卵巢癌可能。

由于卵巢肿瘤恶变机会多，即便是良性肿瘤，也可以有恶性变向腹腔各脏器或腹膜种植。此外，临床检查很难鉴别良性及恶性肿瘤。因此，原则上卵巢肿块直径＞5厘米，都有手术探查的指征。当然啦，如怀疑恶性可能，也要考虑手术切除，根据术中病理结果决定下一步治疗方案。

（姜玮）

14. 医生，为什么我的肚子里全是"果冻"

前段时间我们接诊了一位挺着大肚子的孙奶奶，孙奶奶来自外地，人精瘦，甚至于可以说是皮包骨头。门诊一坐下来，陪同的家属

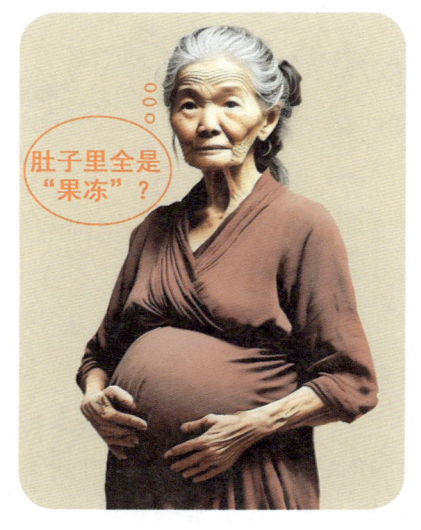

就开始滔滔不绝:"医生,我们当地的医院说奶奶肚子里长满了'果冻',抽也抽不出来,肚子胀得像怀孕了一样!转了三四家医院都说没办法,这到底是咋回事啊!"

笔者仔细看看患者,确实像个足月产的孕妇,说话坐立都很是吃力。再看看病史资料,影像学提示腹盆腔大量积液,双侧卵巢占位,常见的肿瘤指标CA125、CA199、CEA水平都高一点点,但都不是高得很厉害。胃肠镜等其他的检查都是正常。腹水只抽出来很少一些,也没有找到肿瘤细胞。

了解病情后,我们建议患者剖腹探查,手术中果然见到了大量胶冻样腹水,两侧卵巢菜花样占位。行全面减瘤手术后,术后病理检测结果提示为阑尾来源的低级别黏液性肿瘤。这下,我们总算可以跟家属好好谈一谈这个毛病了。

肚子里的"果冻"从何而来

手术前,患者肚子里的大量腹水呈果冻状,提示肿瘤为黏液性可能性大。这种胶冻样的物质其实大部分是肿瘤分泌的黏液,包裹了细胞碎片,形成了肿瘤样外观。临床上,将这类疾病统称为腹膜假黏液瘤(PMP)。这种疾病最早于1884年由沃思(Werth)描述,并将这一现象归咎于卵巢黏液性囊肿。1901年,弗伦克尔(Fraenkel)认识到PMP来源于阑尾肿瘤,提供第一个关于阑尾肿瘤与PMP关联的描述。

既然是阑尾的毛病，为什么建议我看妇科

其实，如果确定了是阑尾的黏液性肿瘤，确实不应该首选妇科就诊。问题是，大多数患者和这位孙奶奶一样，在没有手术之前，是无法获取到足够的病理检查结果来证实原发病灶在哪里。加之阑尾肿瘤起病隐匿，发生盆腹腔播散之后，常常累及卵巢及腹膜，和相对常见的卵巢癌鉴别有困难。同样，由于阑尾的特殊位置，胃肠镜检查往往也无法诊断。所以很多女性患者在发现腹水以及盆腔包块后，都被推荐首先至妇科就诊。

看了妇科会影响治疗吗？该怎么治疗呢？预后怎么样

虽然大多数的PMP来自阑尾，出现了腹盆腔播散之后常常因为盆腔包块就诊妇科，但是幸运的是，手术的治疗原则与治疗卵巢癌类似，都需要系统性的减瘤。

在复旦大学附属肿瘤医院肿瘤妇科这样一个专业的卵巢癌诊治中心，我们统计过12年以来在我科就诊的阑尾黏液性肿瘤，患者的治疗效果和在外科就诊的效果相似，所以您大可不必担心。

随着对阑尾黏液性肿瘤的认知逐渐清晰，其治疗方式越来越标准及规范，即行系统性肿瘤细胞减灭术，术后辅以腹腔热灌注治疗。总体而言，出现腹膜播散的Ⅳ期患者，5年生存率为60%～90%，估计10年生存率为50%。

除了阑尾的黏液性肿瘤，还有其他引起腹膜假黏液瘤的疾病吗

当然有。腹膜假黏液瘤其实并不是一种疾病的病理诊断，而是临床上一类相同表现的疾病的临床诊断。阑尾、胰腺、膀胱的脐尿管、卵巢的畸胎瘤包括卵巢的黏液性肿瘤都能引起PMP。但是，大多数腹膜假黏液瘤是阑尾黏液性肿瘤进展的结果。

（张玮）

15. 说是卵巢肿瘤，为什么要做胃肠镜检查

孙阿姨自觉腹围腰围增大，还以为是自己胖了。谁知道肚子越来越大，越来越涨，连躺着都吃力。到医院一查，居然发现卵巢上有可疑的肿瘤，还有腹水。全面检查下来，医生考虑卵巢癌可能性大。可是令孙阿姨和家属不理解的是，明明考虑是卵巢癌，为什么医生还给我开了胃肠镜检查呢？

别着急，咱们现在就来为孙阿姨解惑！

卵巢上长包块，还有腹水，就一定是卵巢癌吗

不一定！

卵巢上长了癌，起源可以很多！

原发性的卵巢癌是指发生于卵巢的恶性肿瘤，其中起源于卵巢的上皮性癌最为常见。这是我们通常意义上的卵巢癌，这部分患者通常没有明显的症状，就诊时70%处于晚期。

另外一种属于非卵巢原发的恶性肿瘤，也就是说，肿瘤的原发病灶不在卵巢，卵巢肿瘤是从其他部位转移来的。虽然查体及影像学发现卵巢上有肿瘤，但是其并不是通常所说的卵巢癌。

什么类型的肿瘤容易发生卵巢转移呢

腹腔内的器官，胃肠道是卵巢转移性肿瘤最常见的原发部位，占转移性卵巢肿瘤的67%。这就是我们要做胃肠镜的最主要原因：为了排除胃肠道原发癌转移到卵巢。因为不同部位发生的肿瘤，其

一、疾病篇

治疗原则包括手术方式甚至辅助治疗方法都不尽相同。准确的诊断，才能让患者获得正确、恰当治疗。另外，肺癌、乳腺癌等也是比较容易出现卵巢转移的。因此，当发现并怀疑卵巢癌时，尤其是双侧、实性的肿块时，先别忙着下定论，一定要先完善全身系统的检查再诊断是不是卵巢癌。

做了胃肠镜就一定能排除卵巢转移瘤吗

不一定！

正如上面提到的，卵巢转移性癌最常见的部位是胃肠道，但是胃肠镜如果未查出恶性病变，也不能完全排除卵巢转移瘤。因为除了肺癌、乳腺癌等腹腔外的肿瘤，胆囊癌、胰腺癌及阑尾的一些肿瘤，常规的胃肠镜检测有时候也并没有办法检查到，而这些肿瘤也会出现卵巢转移，并伪装成原发性卵巢癌。

做胃肠镜有什么注意事项呢

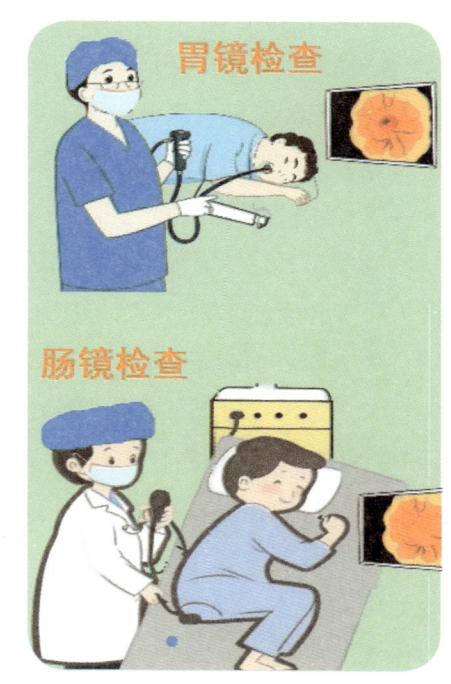

提到胃肠镜检查，大多数人都表示恐惧。其实只要在检查前后适当注意，胃肠镜检查并不可怕，胃肠镜检查都可以选择无痛麻醉。

胃镜检查前至少禁食禁水6小时，检查后2小时可进食温水或半流质。

肠镜检查前需要进行充足的肠道准备以保证检查的成

功完成。包括检查前少渣饮食2～3天，提前一天下午服用泻药，充分清肠，并在晚10时后禁水。

另外，在有既往史，例如合并高血压、糖尿病、心脏病等疾病，并且在服用相关的药物例如抗凝药等，须在医生开具胃肠镜检查时提前主动告知。

总而言之，对于卵巢肿瘤的诊断，需结合临床表现、影像以及相关的辅助检查进行综合分析，最终的诊断金标准仍然是病理检查。

（张玮）

16. 发现卵巢癌该怎么办

卵巢癌是女性生殖系统常见恶性肿瘤之一，也是致死率最高的妇科恶性肿瘤。由于起病隐匿、缺乏有效的筛查手段，绝大多数患者发现时已为晚期。因此，卵巢癌的诊断与治疗较为复杂，需要多次就诊，更应加强患者的自我管理。

怀疑卵巢癌要做哪些检查

初治患者往往需完善各种相关检查，以利于明确诊断。

（1）肿瘤标志物：CA125/HE4对卵巢癌诊断具有一定的提示作用，此外还应完善CEA/CA199/AFP/hCG等检测，作为鉴别诊断依据。

（2）影像学检查：可以选择CT-MRI（平扫+增强），也可以选择PET-CT。影像学检查有利于全面评估患者病灶分布及肿瘤来源。

（3）其他相关检查：胃肠镜检查用于鉴别胃肠道肿瘤卵巢转移。由于卵巢癌多伴有高凝状态，还应完善凝血功能/胸部CT血管造影（CTA）/下肢静脉B超等，以排查血栓。另外，根据患者个体情况需进行相关合并症排查。

此外，最重要的还是带患者就诊。这有利于医生评估患者情况，再决定进一步治疗策略。

治疗方案如何选择，先开刀还是先化疗

与其他晚期肿瘤不同，晚期卵巢癌患者仍具有手术机会，且手术尽量完整彻底地切除肿瘤对患者的预后非常重要。术前进行影像学评估可以帮助临床医师判断直接手术完整彻底地切除肿瘤的可能性。如果肿瘤无法完全切除，我们建议患者先进行2～3个疗程的化疗再考虑手术。

先化疗再开刀会不会耽误我的病情

不会。化疗是为了更好更彻底地进行手术治疗。医生都会根据患者具体情况制订最优治疗方案。化疗也是治疗肿瘤的一种重要手段。先进行化疗既可以控制肿瘤发展，又可以使肿瘤缩小，从而实施更彻底的手术治疗。

如果被建议先化疗，患者需要做什么

首先，要明确是否患有恶性肿瘤。通常建议行肿块或胸腹水穿刺寻找恶性证据。

其次，进行2～3个周期的化疗，化疗期间需要动态监测肿瘤指标的变化。

再次，新辅助化疗结束后需要再次进行影像学检查，以了解目前肿瘤的状况。

最后，再次带患者前来就诊，进行妇科检查。

化疗期间有什么要注意的

无论是术前新辅助化疗，还是术后的辅助化疗，均应保证两点：有效性和安全性。肿瘤指标高者，每次化疗前应进行复查，如下降理想，可使用原方案继续化疗。如出现指标反弹，应及时至主诊医师处就诊，更换化疗方案。

化疗期间应每周监测 2 次血象，如白细胞 $<2.0\times10^9/L$，中性粒细胞 $<1.0\times10^9/L$，血红蛋白 $<80\,g/L$，血小板 $<75\times10^9/L$，需要及时就诊。对于前次化疗出现严重粒细胞减少者，可预防性应用长效升白针。

此外，化疗期间应注意营养补充，多摄入优质蛋白质，保证充足能量和膳食纤维摄取。

治疗结束后要如何复查

通常，我们建议治疗完全结束后 1 个月至门诊进行一次全面系统的复查，术后 2 年内建议患者至少每 3 个月复查一次，第 3～5 年建议每 3～6 个月复查一次，5 年后建议每 6～12 个月复查一次。复查时请携带好手术及治疗资料及最近一次检查的报告材料，以利医生更加快速判断病情。

（冯征）

17. 如何早期发现卵巢癌

相较于乳腺癌、子宫内膜癌和宫颈癌这三种常见的妇科肿瘤，卵巢癌更为凶险，它是目前死亡率较高的妇科肿瘤，因而得名"沉默的杀手"。研究证实，有 20%～25% 的卵巢癌与遗传相关，最为常见的与卵巢癌相关的遗传因素是 *BRCA1* 和 *BRCA2* 的基因突变。一旦有这两种基因的突变，卵巢癌的发病风险就会增加 50%。因此，女性朋友们，如果你的母亲或姐妹患有遗传易感的卵巢癌，那你可以考虑去做一个基因检测，知晓未来的患病风险，为后续的预防性治疗做好准备。

患者故事： 母亲因癌早逝，自己差点步后尘

Q女士曾经是一名律师，有一个可爱的女儿，生活十分美满幸福。但是在她的心里始终有根刺：在她年少时，母亲便英年早逝，死亡病因是晚期的上皮性卵巢癌。由于上皮性卵巢癌的遗传概率很高，10年前有朋友就建议她去医院做基因检测，排查一下是否有卵巢癌相关基因缺陷，但她一直不以为意。8年前Q女士到医院体检时，诊断报告上面赫然的"卵巢浆液性囊腺癌Ⅳ期"诊断结果，打碎了她的自信和骄傲，也让丈夫和女儿往日的笑容不再。

Q女士查阅了很多网上资料，也咨询了一些朋友，了解到晚期卵巢癌的死亡率很高，生存的概率很渺茫。在朋友的推荐下，Q女士找到了复旦大学附属肿瘤医院肿瘤妇科。医生在了解她的病历后，觉得患者这么年轻，孩子还那么小，当即表示会全力以赴，为她搏得一线生机。经过团队商讨，吴主任为Q女士安排了新辅助治疗、手术以及术后维持治疗等一套完整的治疗方案，手术比较成功。尽管在后续Q女士出现过几次复发，但经过较稳定的维持治疗，在这8年里，她能实现生活自理，正常生活。

最近，Q女士特意找到肿瘤医院肿瘤妇科团队表达了自己的感谢之情："刚患上晚期卵巢癌时，我感觉天都要塌了，肯定活不了多久了，可是如今我已经陪伴孩子从小学到了大学，我们全家人都很感激。"医生特意嘱咐Q女士，由于她是与*BRCA1*基因突变相关的上皮性卵巢癌患者，有不小的遗传概率，未来要让女儿注意尽早去做基因检测。

患者的一级亲属需做基因检测

卵巢癌的遗传风险是一个非常重要的病因。复旦大学附属肿瘤

医院曾于 2015 年在全国做了一个多中心的临床研究，发现在 826 例卵巢癌患者中，BRCA1 和 BRCA2 的突变达到了 28.5%。正常人一辈子患卵巢癌的风险为 1.5%，而当携带 BRCA1 或 BRCA2 基因的时候，发病风险就提高到 40%～60%。

因此，当你是卵巢癌患者特别是上皮性卵巢癌患者，建议在确诊后立即去做一个遗传相关基因检测。如果发现存在基因突变，可以采用不同的维持治疗手段。如果你已被证实是与遗传相关的卵巢癌患者，你的一级亲属包括子女、姐妹和父母，可能有遗传的概率，建议择期做遗传相关基因检查，一旦确定他们为致病突变基因携带者，要做一些适时合理的预防性处理。

除了 BRCA1 和 BRCA2 基因，HRD（同源重组修复缺陷）和 HRR（同源重组修复）也能检测出基因有害突变，但是风险比 BRCA 基因低。所以，如果你有卵巢癌遗传背景或家族中有先证者证明这种基因是有家族遗传性的，一定要去做这几项基因的检测。当然也有特殊情况，比如一级亲属患的是黏液性癌、生殖细胞肿瘤和生殖间质肿瘤，突变风险非常低，可以不做基因检测。

卵巢癌较难早发现，但可做预防性处理

正常人群在一般体检中很难早期发现和筛查出卵巢癌，因此通过筛查并不能降低卵巢癌的死亡风险。但在平时的体检过程中，很多女性会在检查时发现卵巢上的囊性或囊实性的包块，这些包块的形成有多种原因。如果说这个包块长期存在，大小超过 5 厘米，就需要做进一步的影像检查来鉴别这个包块是否为良性。如果说有可疑恶性的情况，就需要通过手术来明确病理结果。

对卵巢癌患者的一级亲属做预防性处理，可降低 33% 的卵巢癌发病风险。因此，如果你是卵巢癌患者的一级亲属，并且携带了

致病基因，可以在该患者发病年龄前5年左右，去做降低发病风险的输卵管卵巢切除术。或者对于BRCA1的基因突变，一般建议患者在完成生育以后，35～40岁的时候，进行输卵管卵巢切除。对于BRCA2的基因突变，发病年龄会滞后一些，在40～45岁进行预防性切除即可。未完成生育者，在专业指导下，采用口服避孕药及密切观察等措施。

卵巢癌的筛查手段

（1）B超、MRI等影像学检查：卵巢癌早期并无症状，往往伴有胃口差、腹胀、尿频等不典型表现，发展迅速。晚期出现大量腹水甚至胸腔积液等症状，很难早期确诊。临床检查手段主要是经阴道超声检查和测定肿瘤标志物。

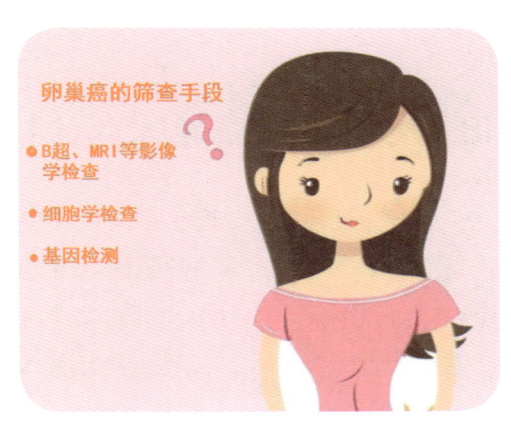

B超是首选的检查方法，建议高危人群应每年做一次超声检查。出现不适症状或进入围绝经期女性，可做CA125+HE4肿瘤标志物联合检查。不过，直径＜1厘米的较小实性肿瘤不易被测出，因为其形态、内部结构以及与周围组织的关系往往显示不清，此时就需要做MRI检查。

MRI检查能准确显示盆腔正常和异常解剖结构，对于盆腔肿块的定性、定位、肿瘤分期等有重要意义，佀是对于一些微小病灶，MRI检查也难以检测出，建议进一步做PET-CT等检查。特别是出现上述不典型症状经诊治无法缓解，或盆腔包块无法用炎症或异位症解释的，应高度怀疑卵巢癌。

（2）细胞学检查：除了影像学检查外，卵巢癌的诊断方法还有腹水或胸腔积液脱落细胞学检查，进行有适应证诊断。

（3）基因检测：随着对于遗传性卵巢癌的认知，BRAC1/2 基因筛查也成为一种推荐高危人群的筛查方式，一旦发现是 BRAC1/2 基因胚系突变携带者，可以做预防性切除。

（郑重）

18. 晚期卵巢癌静脉血栓栓塞防治知多少

静脉血栓栓塞（VTE）是指血液在静脉内不正常地凝结，使血管完全或不完全阻塞，属静脉回流障碍性疾病。静脉血栓栓塞包括深静脉血栓形成（DVT）和肺栓塞（PE），是围手术期威胁患者生命安全的首要因素。活动性癌症增加 VTE 的风险，并增加患者死亡风险。VTE 是实体恶性肿瘤患者的第二大死因，成为仅次于恶性肿瘤本身威胁人类健康和生命的重要因素。

卵巢癌为什么会发生静脉血栓栓塞？发生率高吗

多数卵巢癌患者年龄较大、活动减少，并且肌肉收缩功能减低。卵巢肿瘤病灶范围广、负荷高。而肿瘤细胞可产生促凝物质，直接激活凝血，释放促进炎症和血管形成的细胞因子，与宿主血管内皮细胞、血细胞等相互作用，从而促进 VTE。此外，部分患者合并大量腹水致使血液处于高凝状态。另外，卵巢癌手术复杂、手术时间长、术后卧床时间长，都易于导致 VTE。文献报道，VTE 的累积发病率在卵巢癌诊断后 30 天为 3.2%～15%，2 年后为 5.2%～23%，明显高于其他妇科恶性肿瘤。在所有实体肿瘤中，卵巢癌位居与肺栓塞风险增加相关的前3位恶性肿瘤之列。

最近,美国梅奥诊所回顾分析了他们860例初次卵巢癌手术后发生VTE的数据,发现术后半年内112名患者确诊为VTE。术后30天内发生率为7.5%,术后6个月发生率高达13.8%。其中4名患者(3.6%)死于PE,包括两例尸检首次确诊为PE的患者。

卵巢癌静脉血栓栓塞有什么特点

卵巢癌VTE的发生有其不同于其他肿瘤的特点,即卵巢癌患者术前VTE发生率高,文献报道为3.2%~25%。我们回顾分析了387例初次治疗的卵巢癌患者,术前均给予CT肺血管造影筛查PE和下肢静脉超声筛查DVT。发现术前VTE的发生率为13.4%(52例),包括PE事件36例(9.3%)和DVT事件25例(6.5%)。并且D-二聚体(DDI)水平和大量腹水是VTE/PE的独立影响因素。需要说明的是,这些患者均无明显的VTE临床表现。因此,我们建议对高危和极高危卵巢癌患者在术前同时进行PE和DVT的筛查。

静脉血栓栓塞典型临床表现有哪些?如何诊断

近2/3的VTE患者并无典型的临床表现。

(1)DVT临床表现:下肢近端静脉血栓形成的症状和体征为下肢弥漫性疼痛和肿胀,伴或不伴下肢红斑、皮温升高和压痛;髂静脉血栓形成则表现为整个下肢肿胀,伴或不伴侧腰部、下腹部、一侧臀部

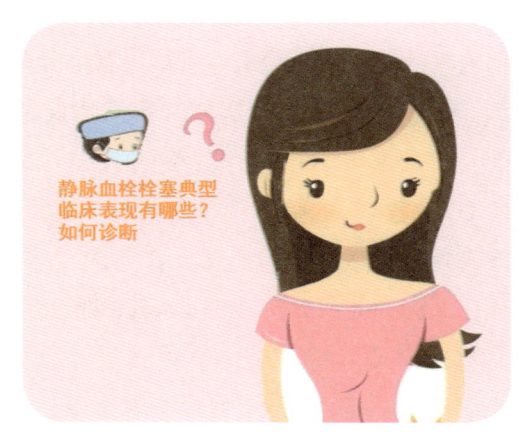

或背部疼痛。下肢血管加压超声检查（CUS）是目前最常用的诊断下肢静脉血栓的无创检查，能全面探查下肢近端静脉和远端静脉诊断 DVT。超声检查结果阴性的患者 3 个月后 DVT 的发生率极低。

（2）PE 临床表现：PE 的重要特点是临床表现多样且无特异性，发病隐袭甚至猝死，极易被漏诊。国外的资料显示，PE 患者中 1/4 的临床表现为猝死。我国的资料显示，71.4% 的 PE 患者无典型的临床症状。以下症状应考虑 PE：低氧血症、呼吸困难、晕厥、心动过速、胸痛。文献报道，可疑 PE 的患者中 D-二聚体水平正常者（＜500 μg/L），3 个月后血栓的发生率极低，仅为 0.1%。数据显示，卵巢癌患者药物间相互作用（DDI）＜1.5 mg/L，未见发生 DVT 或 PE。影像学检查主要是 CT 肺血管造影（CTPA），其诊断 PE 的敏感度达 83%，特异度为 96%。荟萃分析显示，CTPA 结果正常的患者 3 个月总的 PE 发生率仅 1.2%。

如何预防卵巢癌静脉血栓栓塞

根据最新的美国国家综合癌症网络（NCCN）指南和美国临床肿瘤学会（ASCO）指南，所有的卵巢癌患者均建议预防 VTE。对于 Khorana 评分 ≥ 2 的患者建议术前开始预防性药物抗凝，药物包括阿哌沙班、利伐沙班等直接口服抗凝药或低分子肝素等。

根据我们的临床资料，我们建议结合卵巢癌患者的门诊/术前 DDI 结果和 Caprini 量表进行评分。对高危和极高危患者进行术前 DVT 和 PE 的筛查，排除血栓后给予药物预防 + 物理预防。目前，我们的数据显示门诊/术前 DDI 结果结合 Caprini 量表评分系统比 Khorana 评分量表和 Caprini 评分量表能更好地评估卵巢癌术前 VTE 风险。

卵巢癌手术后 24 小时考虑给予药物预防，2～7 天进行 DVT

和 PE 的筛查。药物预防时间至少持续至术后 4 周，可以考虑预防用药至术后 6 个月。

卵巢癌静脉血栓栓塞如何治疗及注意事项

VTE 的治疗包括一般支持治疗和药物抗凝治疗。部分 VTE 患者需在具备专业介入技术和条件的情况下，可选择经皮导管介入治疗，以减少致死性事件的发生。部分急性高危 PE 可考虑行肺动脉血栓切除术。

NCCN 指南对抗凝治疗持续时间的建议：至少进行 3 个月或者贯穿整个患癌期间/抗癌治疗期间；对于非导管相关的深静脉血栓或肺栓塞，如果癌症处于活动期/治疗期，或复发的危险因素持续存在，推荐无限期抗凝；对于导管相关的血栓形成，只要导管在位就要进行抗凝；医务人员应持续与患者讨论抗凝的风险/获益，以确定适当的治疗持续时间。

（梁山辉）

二、治疗篇

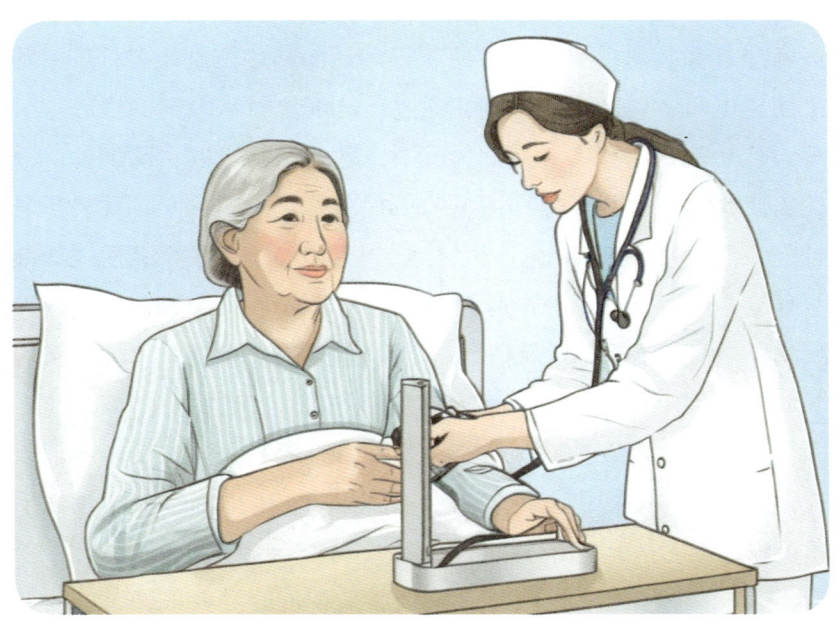

19. 妇科常见恶性肿瘤术前检查有什么用

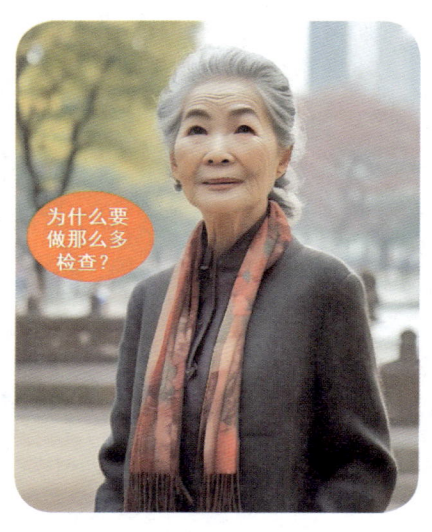

刘阿姨今年72岁，因腹胀3个月就诊。外院怀疑为卵巢癌就诊，医生检查过后给刘阿姨开了五六项检查，花费近万元。刘阿姨心里开始犯嘀咕，我为什么要做那么多检查？有何用途啊？

了解肿瘤侵犯范围

（1）PET-CT：PET-CT是将PET和CT整合到一台仪器上，CT是大家所熟悉的X线断层显像技术，可以清楚地获得病灶的精确解剖定位，PET则采用正电子核素作为示踪剂，通过病灶部位对示踪剂的摄取来了解病灶功能代谢状态。通常情况下，肿瘤是高摄取示踪剂的，因此病灶通常显示出如报告中所见的高亮区域。PET-CT的优势是灵敏度高，在肿瘤早期尚未产生解剖结构变化前，即能发现隐匿的微小病灶；可以进行全身快速检查，一次扫描约20分钟，即可获得疾病在全身的受累部位及情况。正因上述优势，PET-CT的收费为7 000元左右（各地收费额度会有所不同哦）。卵巢癌恶性程度高，除盆腹腔外，可发生胸腔甚至头颈部、腹股沟处淋巴结转移，因此，一个PET-CT可以帮助医生了解患者全身的肿瘤负荷，评估手术范围及难度，确定治疗策略。

（2）盆腔MRI：MRI即我们通常所说的磁共振成像，磁共振成像对软组织具有较好的分辨力。因此，了解盆腔内子宫、卵巢等部位病变通常选择盆腔 MRI，可以清楚显示病变所在部位、范围及与周围脏器的关系。对于宫颈癌和子宫内膜癌患者，MRI 是术前的必备检查，可以帮助医生了解病变侵犯子宫的范围，是否有深肌层浸润，与前膀胱、后直肠之间的关系以及是否有腹膜后肿大淋巴结等。注意一点，若体内有金属物质，如有的女性体内放置有含铜的节育环是不适合做 MRI 的，这种情况下，CT 也可以作为替代检查。

（3）腹部 CT：晚期宫体癌或宫颈癌可发生腹腔内脏器官（如发生血行转移时可至肝脏）或淋巴结转移，术前医生为了解患者腹腔内病灶情况，会安排患者行腹腔 CT 检查。

需说明的一点是，CT、MRI 可作为互相替代选择，无需执着于一定要做哪种检查，了解病情才是重要的。

明确肿瘤性质

你听说过病理会诊吗？宫颈及宫体癌早期有接触性阴道出血或绝经后阴道流血症状，肿瘤可被早期发现，患者通常在下级医院行阴道镜或宫腔镜检查明确病理结果后再来上级医院就诊。此时，接诊医生通常会给您一张借片单，让您去当地医院把染色的苏木精-伊红染色（HE）切片、组织的白片或蜡块借来送至会诊病理科会诊。由病理科医生帮您会诊片子，可以帮助您明确诊断，避免误诊，同时免去了您重新取材检查之苦。此外，病理会诊可以节省取材检查、处理取材组织的时间，以尽快接受手术治疗。

血栓评估检查

我们先来了解一下静脉血栓栓塞症（VTE），它是指血液中纤维蛋白原在静脉管腔内凝集成栓子，致使血管完全或不完全堵塞的一类疾病，属于静脉回流障碍性疾病，包括肺血栓栓塞及静脉血栓形成等。一项我国的大型队列研究提示肿瘤患者 VTE 发生率约为 2%。就妇科恶性肿瘤而言，卵巢癌、宫颈癌、内膜癌 VTE 发生率不同，约为 48%、26% 及 20%，且随着肿瘤进展，VTE 的发生风险升高。血栓的形成和延展依赖于血液、血管壁和血液成分异常的成分。妇科肿瘤患者常具有三个要素：手术或放疗造成血液高凝；手术或化疗造成血管壁损伤；术后康复活动减少造成血液瘀滞。因此，监测 VTE 是妇科恶性肿瘤围术期的重点之一。

（1）下肢静脉 B 超：这是最方便、便宜的检查手段，可检测下肢深静脉是否有血栓形成。因其简便易行，通常妇科肿瘤，无论是宫颈癌、子宫内膜癌还是卵巢癌，甚至是宫颈高级别上皮内肿瘤患者，均需在术前行下肢静脉 B 超检查。

（2）胸部 CT 血管造影术（CTA）：下肢深静脉血栓脱落至肺是造成肺栓塞的原因之一。卵巢癌患者，尤其是肿瘤负荷较大的患者，是肺栓塞的高危人群。因此，建议每个肺栓塞高危患者术前行胸部 CTA 检查。

麻醉评估检查

麻醉评估检查并非每个患者都要在术前完成。一般地说，年龄 > 70 岁、常规术前检查如心电图提示有异常或既往有较复杂心脑血管合并症患者，需完成以下但并不局限于以下检查，主要作用是帮助麻醉科医生评估患者目前身体状况是否可以耐受拟要完成的手术，必要时调整麻醉方式。

（1）心脏超声：主要通过观察心腔内结构、心脏的搏动和血液流动，了解心脏形态学及心功能，是一种简便易行且对身体无损伤的检查方法，可帮助麻醉科医生评估患者心脏功能可否耐受当前手术方式。

（2）肺功能：通过检测呼吸道的通畅程度、肺容量的大小了解通气状态，以评估手术耐受力及术后发生并发症的可能性。

（3）24小时心电图（Holter）：通过动态心电图仪在患者日常生活状态下连续24小时或更长时间记录其电活动的全过程，并借助计算机进行分析处理，以发现在常规体表心电图检查时不易发现的心律失常和心肌缺血等。同心超一样，可以评估心脏功能及外周循环状态可否耐受当前手术。

（4）术前麻醉评估门诊：通常由年资较高、经验较丰富的麻醉科医生坐诊，门诊时需带上患者平时常规服用的药物。麻醉科医生会根据患者一般状况及术前心肺功能检查，初步评估患者对手术的耐受性，记录手术麻醉过程中需特别关注的问题，供手术当天麻醉科医生参考。

其他检查

血常规、生化检查、尿常规、粪常规、凝血功能等，是入院的必备基础检查，是医生了解患者基本情况的手段之一。血免疫检查主要用于了解乙肝、梅毒、艾滋病等传染病的感染情况。一方面传染性疾病的活动期可能并不适合手术治疗；另一方面，可提示施行医疗操作的医务工作人员注意自我保护，对操作器械进行特殊消毒，避免传染性疾病的医源性播散。

生命诚可贵，手术风险高。术前完善检查有助于手术和麻醉科医生充分评估病情，确定最适合的治疗方案，以减少围术期并发症，保障手术的顺利进行。故医生给患者安排的术前检查通常是必要的，是最省时省力的。最后，祝愿每位患者可以诊治顺利、安康！

（姜玮）

20. 子宫切除术怎么做的

子宫是女性重要的生殖器官，承担着来月经、生宝宝的重任；它也是个"脆弱"的器官，许多疾病都会让子宫"中招"。有许多疾病，在经过医生的诊断评估后是需要进行子宫切除术的，包括恶性肿瘤如宫颈癌、子宫内膜癌、子宫肉瘤等，也包括一些保守治疗不能控制的良性肿瘤，如胎盘植入、子宫破裂、子宫肌瘤、子宫腺肌病、绝经后子宫内膜不典型增生、绝经后宫颈原位癌等。那么，关于子宫切除这一项妇科最常见的手术方式，你对它的了解到底有多少呢？就让我们以小测验的形式来检验一下吧！

> **全子宫切除术到底切除了哪些？**
> A. 除了宫颈以外的子宫　　B. 包括宫颈在内的子宫
> C. 包括卵巢和宫颈在内的子宫
> 正确答案：B

解读：顾名思义，全子宫切除术指的是切除完整的子宫，完整的子宫包含子宫体和子宫颈，所以全子宫切除术中会将宫体与宫颈一起切除，这是妇科最常见的手术方式。一些最新研究表明，有一部分卵巢癌可能起源于输卵管，因此我们建议在全子宫切除的同时切除双侧输卵管。切除输卵管后不会影响生活，但可以降低日后罹患卵巢癌的风险。

而如果不幸罹患了宫颈癌或子宫内膜癌，除了切除子宫和宫颈，还要切除子宫周围的组织和一部分阴道，这种手术方式被称为子宫根治性切除。必要时还需要一并切除卵巢和输卵管。

二、治疗篇

> **如果要切除子宫,那还可以保留宫颈吗?**
> A. 可以　　　　　B. 不可以　　　　C. 可以保留,但不建议
> 正确答案:C

解读:上一题 A 选项中保留宫颈、仅切除子宫体的手术方式被称为子宫次全切除。保留宫颈可缩短手术时间、降低手术难度和风险。但现在,这种手术的开展日益减少,大多数妇科医生均不建议保留宫颈,这是因为术后残留下来的宫颈(被称为残端宫颈)仍有可能会在将来发生病变,甚至可能会恶变,例如我们最害怕的残端宫颈癌。一旦残端宫颈发生病变需要手术,手术会变得非常困难,跟切除完整子宫相比,发生周围器官损伤、大出血等各类并发症的风险都会大大增加。而切除完整的包含宫颈的子宫并不会影响各方面的生活质量。因此,是否可以保留宫颈,还需根据具体情况由医患双方讨论决定。

> **切除子宫以后,我还是个女人吗?**
> A. 还是女人,但会变老　　　　B. 还是女人,和以前一样
> C. 不是女人了
> 正确答案:B

解读:我们的许多病友在面对切除子宫时,最大的顾虑便是"切除子宫就不是女人了"。放心,切除子宫既不会让你长出胡子,也不会让你一夜之间长出皱纹和白发。

决定我们性别的是我们的染色体,其中的遗传物质使得绝经前女性的卵巢分泌女性激素(主要是雌激素和孕激素)。卵巢的这

些激素像司令部一样发号施令，让女性拥有了区别于男性的外貌特征，也让女性拥有了排卵、月经和生育宝宝的能力。而子宫只是卵巢的"工具人"，它的功能主要有两个：一是在卵巢周期性分泌激素的调控下周期性地脱落内膜导致出血，从而形成月经来潮；二则是作为怀孕的场所，是宝宝出生前的暖房。子宫不具有分泌激素的功能，切除子宫不会改变决定性别的染色体和遗传物质，也不会切除分泌激素的卵巢，所以子宫切除绝不是对女性的阉割。虽然切除子宫后无法生育，也不再会有月经，但决定女性特征的激素还是由卵巢正常分泌，更年期的相关症状也还是会在原本应绝经的年纪才出现，不会因为切除子宫而导致更年期和老年期提前到来。

对于已经绝经的中老年患者，绝经说明她们的卵巢功能已经衰竭，此时的卵巢不会再分泌性激素，反而会因为年龄增加导致卵巢恶性肿瘤的发病率增加。所以对于绝经后的要切除子宫的患者，我们会建议切除子宫时也一起切除"没用的"输卵管和卵巢。

切除子宫后，会不会导致体内毒素排不出？
A. 不会　　　　　　　　B. 会
正确答案：A

解读：有一些不规范的保健机构、美容院及私人诊所，经常向女性朋友推广"子宫排毒"的概念，宣称子宫来月经而出血就是"排毒"；出血越多"排毒"越彻底，切除子宫后没有月经出血了就会导致"毒素"积聚体内。这种谬论着实是害人不浅。月经来潮是女性的正常生理表现，经血也和我们体内其他血管里流动的血液别无二致，压根不是什么"毒素"，因此切除子宫也不会导致"毒素积累体内"。对于病变的子宫，必要时切除它才是恢复健康的方法。如果子宫存在病变导致出血过多，继续任其发展就可能会导致贫血，轻者浑身无力、面色苍白，重者甚至会晕倒，有生命危险。切除病变的子宫后，这种异常的大量出血才会停止，贫血导致的乏力症状就可以改善了，脸色也会恢复红润。我们曾遇到过患上宫颈癌、导致子宫大量出血的患者，听信了不规范小诊所的"出血即是排毒治疗，无需手术"理念，最终导致重度贫血、肿瘤扩散的结局，令人唏嘘不已。

> **切除子宫后，还可以有性生活吗？**
> A. 可以　　　　　　　　　B. 不可以
> 正确答案：A

解读：女性性生活依靠的是阴道，分泌黏液、感受神经刺激也是依靠阴道和外阴，而不是宫颈或子宫体。全子宫切除术仅切除宫体和宫颈，不切除阴道，手术后阴道长度的变化微乎其微，所以对性生活基本没有影响。只要克服心理因素，切除子宫后同样可以正常性生活。如果卵巢在术中也被切除，会导致雌激素减少，进而会导致阴道干涩及性欲下降等，这就可能会对性生活造成一定影响。这种情况下可以通过口服或外用补充激素有效改善症状。而对于罹患宫颈癌或子宫内膜癌、接受子宫根治性切除的患者，术中有几厘米的阴道壁被切除，会导致阴道缩短，性生活可能会受影响，但通过恰当调整后依然是可以进行的。不过要提醒的一点是，子宫切除术后阴道最顶端的伤口愈合需要一定的时间，所以我们建议术后3个月之内不要进行性生活，3个月以后再开始。

切除子宫后，还需要妇科体检吗？

A. 需要　　　　　　　　　　B. 不需要

正确答案：A

解读：妇科体检是定期检查子宫、卵巢、输卵管、阴道、外阴及盆腔有无病变。虽然切除了子宫，但其他几个器官都还有发生病变的可能。例如卵巢就可能会发生恶变成为恶性程度很高的卵巢癌，阴道和外阴也有可能发生恶变。因此，每年进行妇科超声检查和妇科体格检查对于子宫切除后的女性依然是必要的。如果接受了次全子宫切除、保留了宫颈，那么每2～5年一次的宫颈癌筛查（HPV及TCT/宫颈细胞学检查）也是必需的。如果是因为恶性肿瘤切除了子宫，那么术后的定期体检更有必要，因为肿瘤的复发在早期只有通过检查才能被发现，尽早发现肿瘤复发有利于更好治疗。

子宫切除后，生活中还需要注意哪些？

A. 加强营养　　　　　　　　B. 多饮水，导尿管护理

C. 适当的休息与运动　　　　D. 阴道出血需注意

E. 伤口护理　　　　　　　　F. 术后定期复查

正确答案：ABCDEF

解读：选项比较多，逐项解读如下。

A. 加强营养：术后短期内要注意多补充营养，为伤口的愈合提供充足的原料。术后应增加蛋白质的摄入，多吃肉类和蛋类。对于术后有贫血的患者，也要增加富含铁的食物摄入，包括动物内

脏、菠菜等，必要时补充铁剂。术后短期内胃肠道功能如未完全恢复，应该注意摄入容易消化的食物，少量多餐，保持大便通畅。

B. 多饮水，导尿管护理：子宫切除的患者，术后会有一根导尿管辅助排尿，无论出院后导尿管是否已经拔除，患者都应该切记要多饮水：每天摄入水量应达到 2 000 毫升以上。这是因为留置过导尿管的患者有可能会发生尿路感染，而大量饮水有助于预防和缓解尿路感染，也有助于术后的整体恢复。

而接受根治性子宫切除术的子宫恶性肿瘤患者，由于手术范围大，膀胱功能需要一段时间才能恢复，所以需要带着导尿管回家，这就需要注意保持外阴清洁、定期更换集尿袋。并注意观察记录导尿管里小便的颜色和容量，如果小便变得浑浊或出血，或者小便的量明显减少，那就需要尽快去医院就诊。

C. 适当的休息与运动：术后短期内要尽量避免重体力活动和增加腹压的活动，比如用力排便、提重物、下蹲、长期咳嗽等。但适当的运动也是必要的，切勿一直卧床不动，因为这样可能会导致血管内血流缓慢、形成血栓，进而可能导致致命的后果。

D. 阴道出血：如果术后出现了阴道少量出血或排液，甚至还可能会有线头掉下来，那是因为在阴道顶端伤口还在愈合的过程中，是正常现象，不必担心。如果突然出现大量的（比月经还多）、鲜红的阴道出血，那就必须尽快到医院就诊。

E. 伤口护理：术后腹部的伤口要定期清洁，避免感染，短期内最好去正规医疗机构清洁。如果伤口出现红肿、化脓或渗液，应该及时到医院就诊。切除子宫后阴道顶端也有一个伤口，因此术后3个月内不要盆浴、坐浴、游泳、泡澡等，避免发生阴道感染，正常淋浴是没有问题的。如果阴道一直有脓性、腥臭的分泌物或出血,也要及时到医院就诊。

F. 术后定期复查:如果出院前病理报告还没有出来,应该在病理报告出来以后尽快到主诊医生门诊咨询后续的治疗方案。如果需要化疗或放疗,都应该尽快安排。术后病理如果是恶性疾病,那么后续需要一直定期到医院复查,一般术后前两年最好每三个月就去复查。如果术后病理检测确诊是良性疾病,那术后的复查需要根据医生的建议,大部分可以像正常人一样,注意定期体检即可。

(全晨莲)

21. 放疗流程有哪些

放射治疗(简称放疗)与手术、化疗并列恶性肿瘤的三大主要治疗手段,根据 WHO 的统计,约有 70% 的癌症患者在治疗过程中需要采用放疗,约有 40% 的患者可以通过放疗达到根治。那么,什么是放疗呢?

放疗,是利用放射线治疗肿瘤的一种方法。这些射线可以是放射性核素产生的 α、β、γ 线,可以是 X 线治疗机和各类加速器产生的不同能量的 X 线,也可以是各类加速器产生的电子束、质子束、负介子束以及其他重粒子束等。目前我们临床上治疗常用的就是加速器产生的 X 线。

由于肿瘤多数发生在人体的内脏器官,看不见,也摸不着。在经过一系列复杂而精细的准备工作后,X 线可以穿透体表,精准地杀死埋藏在人体深处的肿瘤,同时尽可能减少对周围正常组织和器官的损伤。

在临床工作中,我们经常会听到放疗患者抱怨,为什么放疗前要等那么长时间？为什么要一次又一次地来医院拍这个拍那个？为什么在诊室里总是找不到医生？那么，我们今天就来讲讲这一系列的准备工作（如下图）。

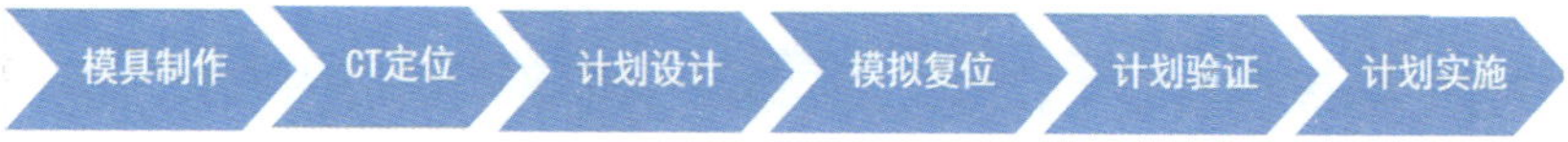

模具制作 → CT定位 → 计划设计 → 模拟复位 → 计划验证 → 计划实施

模具制作

根据选定的放疗部位，我们可能需要量身定制一些个体化的模具，使患者在每次治疗的时候保持相同的姿势和体位，目的在于提高放疗的精确度和可重复性。譬如脑部放疗时使用的头膜，颈部及上胸部放疗使用的头颈肩面罩，腹部放疗使用的真空垫，等等。

制作模具时，患者应尽量保持自然放松的体位，因为每次治疗时都要重复这个体位。如果制作时体位别扭或不自然，导致重复性较差，则会影响治疗的精确度。

CT 定位

CT 模拟定位是通过模拟定位机增强或平扫的图像来确定需要照射的部位和需要保护的正常组织。定位时，会在患者体表留下初步的定位标记线，这是需要密切保护的，不能随意擦除。如颜色变淡，可以找自己的医生及时加深。

通常妇科盆腔放疗定位前半小时左右，患者需要喝水 500～800 毫升，保持膀胱充盈，这样可以降低部分正常组织所承受的放疗剂量。

计划设计

放疗医师在定位 CT 图像上勾画靶区和正常组织，给出靶区的处方剂量和正常组织限定的安全剂量后，物理师通过计算机给每位患者制订个体化的照射野设置和剂量计算。这个步骤相当耗时耗力，需要放疗医师和物理师不断沟通，反复调试：既要保证靶区得到尽可能完整的高剂量的放射治疗，又要尽量减少周围正常组织所承受的放疗剂量，减少副作用发生的概率。一个好的放疗计划，直接关系到患者的治疗效果和生活质量。因此，在医生们努力的同时，请您耐心等待。

模拟复位

在放疗计划完成后，需要在常规模拟机上进行二次定位，即模拟复位，目的是确定真实治疗时的等中心。将初次 CT 定位时的中心移至新的等中心后，将在患者体表产生新的标记线。同样，您需要密切地保护好它，一直到放疗结束。如颜色变淡或不清晰，请及时与您的医生沟通。

计划验证

在正式开始放疗前，患者需要在加速器上模拟真实治疗时的体位拍摄验证片。通过比较验证片和放疗计划产生的虚拟射野片，校正误差。

计划实施

完成验证后，患者就可以开始常规放疗了。一天一次，从周一至周五，周六、周日休息，每次数分钟，持续 5～6 周。妇科根治性放疗患者在常规外照射结束后还需要补充后装治疗。

患者在治疗期间需每周至放疗医生处复诊。请不要随意中止放疗，如治疗过程有什么不适，请及时与医生沟通，随意中止放疗将影响治疗的疗效。

通过上述过程介绍，大家应该对放疗的流程有了初步的了解。放疗是一个对精确度要求较高的治疗方式，可以说患者与医生的配合很大程度上决定了治疗的准确性。

（刘素萍）

22. 你听说过宫颈癌插植放疗吗

随着放疗知识的普及，越来越多的宫颈癌患者已经意识到，放疗并不是一种作为不能手术的无奈之选而存在，相反，它恰恰是国内外公认的宫颈癌的重要治疗方式之一。通过放疗，部分早期宫颈癌患者有治愈的可能，不管哪一期的宫颈癌均可采用放射治疗。早期的宫颈癌可以手术，而部分患者术后可能要进行放疗作为辅助治疗。而对于那些因为某些原因不能接受手术治疗的早期宫颈癌患者，放疗的效果等同于手术治疗。此外，中、晚期的宫颈癌患者即使失去了手术的机会，放疗也能带来很好的疗效。

以前我们都说宫颈癌的放疗，包括体外照射和腔内后装治疗两部分，两者对于根治性宫颈癌以及部分宫颈癌术后辅助治疗的患者来说，是缺一不可的完整治疗计划。那么，今天我们所提的宫颈癌的插植放疗又是什么？哪些患者会用到插植放疗？插植放疗的过程又是怎样的？患者有哪些需要注意的地方呢？下面我们来一一解答。

什么是插植放疗？哪些患者需要接受插植放疗

插植放疗是将组织间插植针按一定排列顺序直接插入到瘤体内进行放疗的一种近距离后装治疗技术。

哪些患者需要接受插植放疗是一个相当专业的问题。对于局部晚期难治性初治患者来说，在接受了常规的体外照射和腔内后装治疗后仍不能达到满意消退的，插植放疗可谓是"私人定制"：通过

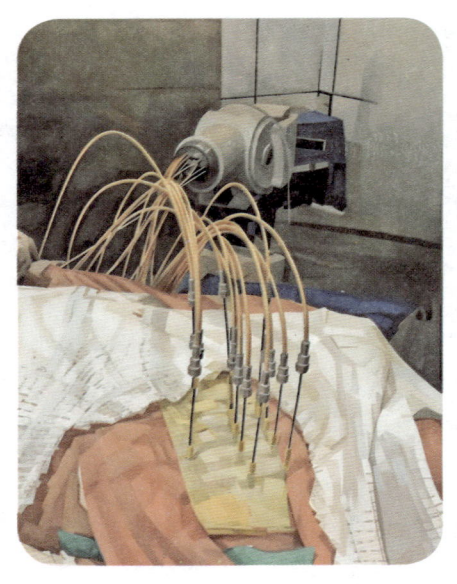

局部插植针的加量仍然是有机会治愈的。而对于接受过放疗的局部复发的患者来说，过去是没有有效的治疗方法的，化疗、靶向治疗等治疗效果有限，而盆腔廓清术创伤大，患者生活质量严重下降。插植放疗通过局部高剂量的照射让患者有了"绝处逢生"的机会。当然，有关插植放疗的适应证和禁忌证不是三言两语就能说清楚的，需要资深的专业医生来评估判断，患者需要了解的是：并不是难治性的、复发性的宫颈癌就没有好的治疗办法了。

插植放疗流程是怎样的

（1）首先当然是专业医生来评估患者是否需要以及是否适合做插植放疗。

（2）医生会根据患者的具体病情，通过CT、核素扫描、磁共振成像等确定治疗靶区，制作模板，确定植针层数、根数、深度、针间距布局等。

（3）根据不同部位病变，采取不同体位消毒，并行局部麻醉，实施植针。

（4）进行CT、磁共振成像检查。

（5）在影像图片上勾画靶区，物理师制定计划，医师审核，确定治疗剂量后实施治疗。

整个过程可能需要的时间比较长,有时候并不比一场手术来得快。但治疗全程都有医护人员呵护陪同,以确保患者得到安全有效的治疗。

接受插植放疗的患者注意事项

接受插植放疗的患者宜保持乐观心态,注重营养均衡,"听医生的话",纠正不合格指标,以保证治疗能顺利进行尤为重要。当然"不适随诊"并不是一句空话,医生最迫切需要了解的就是治疗后你病情的发展。

相信你在阅读以上科普知识后,会对这个完全陌生的"插植放疗"有一些了解。让医患共同努力,早日赶走宫颈癌!

(胡琴)

23. 放疗有哪些副作用?如何应对处理

放疗作为治疗恶性肿瘤的重要手段之一,目前在临床上被广泛应用。放射线具有穿透性,到达体内的肿瘤需要经过皮肤及其他正常组织,其电离辐射会不可避免地损伤肿瘤周围的正常组织。这样就会导致接受放疗的患者出现副作用,患者常常感到焦虑和担忧。那么我们就来聊一聊放疗的副作用,使患者对其有一些初步的认识。

通常认为,放疗引起的副作用有2种:急性和慢性。放疗的急性副作用在放疗后不久就会出现,通常在治疗停止后几周内消失。而放疗的慢性副作用可能需要几个月或几年才逐步显现出来,通常是永久性的。无论是急性还是慢性的放疗副作用,需要患者及家属及时对症处理。

皮肤红肿、溃烂

皮肤反应是放疗最常见的副作用，约 90% 的放疗患者会出现不同程度的皮肤损伤。皮肤由表皮和真皮构成，表皮由基底层增殖活跃的角质母细胞形成，真皮则是致密的结缔组织。早期皮肤反应主要表现为红斑（由于血管的扩张、水肿，出现类似于晒伤的红斑）、干性或湿性脱皮（与细胞死亡有关的继发反应）。晚期皮肤反应主要是由于真皮发生延迟反应，出现皮肤变薄，变脆，轻微的损伤即可造成难以愈合的溃疡。

处理办法：放疗对皮肤的损伤无法避免，所以患者在生活中尽可能避免对皮肤的损伤。如选择全棉柔软宽松的衣服，避免在治疗部位穿紧身衣，避免皮肤摩擦；外出时防止日光直射；不要挠抓皮肤；保持照射区皮肤的干燥。如果不影响患者的生理功能，保持皮肤清洁，可不做特殊处理。一旦出现湿性反应，应中止放疗，局部可用含有维生素 B_{12} 的药物涂抹。

消化道症状

在放疗过程中，如照射野累及胃肠组织，>40 戈瑞（Gy）的照射剂量通常会出现不同程度的反应。据报道，70% 的盆腔放疗患者会出现肠道炎症症状，如食欲降低、恶心呕吐；如急性黏膜炎，临床症状通常表现为腹泻或胃炎。小肠的晚期反应通常在放疗结束后 12～24 个月出现，辐射损伤的小肠壁增厚、纤维化，肠系膜增厚变硬，导致小肠肠腔狭窄、纤维素性结肠炎，可并发肠梗阻、穿孔。通常临床表现为腹部绞痛、消化不良、腹泻和便秘交替等症状。

处理办法： 放疗期间建议多休息，少量多餐，选择营养全面、少渣、易消化的食物，避免辛辣刺激性食物。必要时可应用黏膜保护剂如蒙脱石散，或应用康复新液灌肠。严重腹泻引起电解质紊乱的患者，需补液支持治疗。

膀胱刺激症状

盆腔肿瘤以及宫颈癌的放疗，膀胱是不可避免地受照射器官之一。放射性膀胱炎发生率为2.48%～5.6%，与膀胱损伤有关，往往伴有刺激性排尿症状（排尿困难，尿频，尿急，尿痛）和膀胱痉挛，主要是由于放疗破坏尿路上皮完整性导致。膀胱损伤主要分为3个阶段，急性期发生在放疗后的4～6周，特征为黏膜充血、水肿。此后早期损伤可以演变为上皮剥脱和溃疡形成（6周～2年）。晚期反应主要是纤维化和膀胱容量下降，可发生在照射后的10年时间里。

处理办法： 每次放疗时患者需配合医生，大量饮水来达到充盈膀胱的目的。放疗期间建议多饮水，及时排尿。注意个人卫生，勤换洗内衣。对放射性膀胱炎主要是对症处理，缓解膀胱刺激症状，预防继发感染。

白细胞降低

部分患者的白细胞会在放疗过程中出现下降，这是由于造血系统对放射线高度敏感，放疗抑制骨髓内各种造血细胞的分裂繁殖，导致向周围血中释放的成熟白细胞减少。白细胞降低一般出现在放疗开始后的第2～3周（此时放射线剂量一般为

20～40 Gy），放疗第 3 周往往白细胞下降至最高峰，发生率占放疗患者的 30%～40%，第 4 周后发生率逐渐下降。

处理办法：放疗期间，营养摄入需均衡全面，进食优质蛋白，如鸡蛋、牛奶等。如果仅仅轻度下降，可采用口服升白药物治疗。如果骨髓抑制情况严重，中止放疗，打升白针（粒细胞集落刺激因子），必要时需应用抗生素。

（方驰）

24. 正确认识化疗

化疗是以化疗药物杀伤肿瘤细胞的治疗方式，是恶性肿瘤常见的一种治疗方式。下文中我们将介绍化疗的一些情况和分类。

化疗有哪些分类

（1）按照化疗目的不同，化疗有新辅助化疗、辅助化疗、同步化疗、一线/二线化疗。

新辅助化疗是在做手术或根治性放疗之前进行的化疗，可以缩小肿瘤以利于手术。

辅助化疗是手术切除肿瘤后或者根治性放疗后继续给予化疗，旨在减少肿瘤的复发转移。

同步化疗是与放疗同期进行的化疗。

一线化疗是晚期或复发恶性肿瘤进行的初始第一次的化疗，二线化疗是在一线化疗后肿瘤进展复发了更换的第二种化疗方案，以此类推为三、四线化疗。

（2）根据化疗药物给药途径的不同，有静脉化疗、腹腔化疗、腹腔热灌注化疗、动脉介入化疗等。腹腔热灌注化疗是利用局部化疗、热疗和大容量化疗液对腹腔的持续性机械性灌注疗法。基于腹腔内灌注化疗药物可增加药物与腹膜的接触面，提高局部药物浓度，从而减少或降低药物副作用的特点，再加上热力的作用，对腹腔种植的肿瘤具有较好的姑息治疗作用。

化疗的认识误区

（1）化疗杀死肿瘤的同时也把正常细胞杀死，因此拒绝化疗

这是不对的，要看患者的获益程度。肿瘤细胞具有超乎正常的增殖生长能力，比正常细胞的增殖快，而化疗药物在合适剂量范围内主要杀伤增殖快的癌细胞，对正常细胞杀伤较少。在化疗后续的恢复过程中，正常组织细胞也可已通过增殖完成正常组织修复，而肿瘤细胞则可能走向不同方式的死亡。因此，癌细胞和正常细胞的不同增殖、死亡方式给化疗药物带来了治疗窗口。对有必要进行化疗的患者，多数化疗是能在生存获益的同时而不至于出现严重反应。

（2）打点化疗药就能预防癌症复发，因此不管什么情况都要求化疗

这也不对，也要看患者的获益程度。化疗是否有效，需要通过前期大量的研究和医生的经验证实。在某一特定情况下，当化疗比不化疗能够延长癌症复发、延长患者生存期时，医生通常会建议患者进行化疗。但如果缺乏相应的依据，特别是对于早期妇科恶性肿瘤如早期宫颈癌、子宫内膜癌术后且无复发危险因素情况下，不建议给患者进行以"减少复发预防转移"为目的的化疗。

化疗需要做什么准备

（1）心理准备

首先，在化疗前家属需要对化疗做一个客观了解，以消除对化疗的恐惧。了解到化疗的目的、可能的获益，可以使多数患者缓解病情，延长生命。但是考虑到不同类型的肿瘤以及每个个体对化疗的敏感程度，预期效果可能也不同。同时，也要对化疗过程中出现的不良反应有所了解，做好心理准备，积极应对，所以多数的不良反应是可以预防和治疗的。但也会有部分患者可能对化疗恐惧，甚至出现拒绝化疗的想法和做法。这种情况需要家属和医生配合，舒缓患者的紧张情绪，理解化疗的必要性，消除对化疗不良反应的害怕，树立战胜疾病的信心。

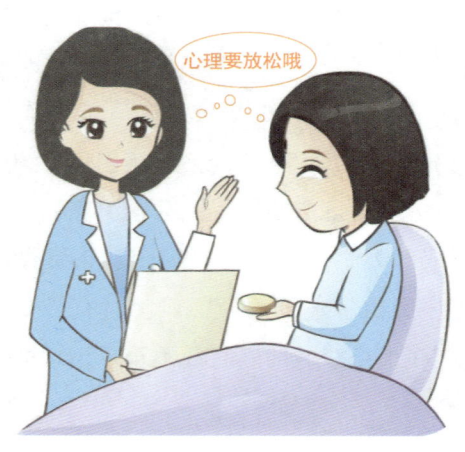

其次，化疗前家属可以对患者进行适当的心理疏导。患者居住的环境要保持安静、整洁，家属可以准备一些轻缓的音乐，在化疗期间播放，这样有利于缓解患者的紧张情绪，必要的时候，患者可以遵医嘱口服一些抗焦虑的药物。

（2）静脉准备：化疗药物通过静脉输注到全身时，如果出现针头滑脱可能会造成化疗药物外渗到邻近部位组织，造成邻近部位组织的损伤。而且化疗药物会刺激周围血管，可能会导致化学性静脉炎的发生。采用中心静脉置管可以减少上述情况的发生。

中心静脉置管的方法主要有经外周静脉穿刺插管的中心静脉导管（PICC）、经锁骨下静脉插管的中心静脉导管（CVC）、输液港（PORT）。其中 PICC 从手臂置入，PORT 则在胸壁植入，各有优势，患者需要向医护人员了解具体情况，选择适合自己的静脉输注方式。

（3）化疗前检查准备：化疗前医生会进行相应的检查，评估是否可进行化疗，如血常规、肝肾功能、心电图等，检测合格才进行化疗。

（4）化疗前药物处理：某些化疗药物需要提前口服药物预处理。紫杉醇化疗需要在化疗前 12 小时和 6 小时两次分别遵医嘱服用地塞米松 20 毫克（0.75 毫克/片，27 片）以预防过敏反应。多西他赛需要在化疗前一天、化疗当天、化疗后一天连续三天每日早晚各一次，一次遵医嘱服用地塞米松片 8 毫克（0.75 毫克/片，10 片）。

（郑重）

25. 化疗期间出现不良反应怎么办

不同患者其在化疗时的不良反应也不同，但如果能够早期识别和及时预防，可以减少化疗的不良反应。首先，患者和家属需要了解有哪些不良反应，了解需要采取的治疗措施，并在必要时及时就医。其次，患者和家属也不用对不良反应过分担心而产生恐惧并拒绝化疗，因为不良反应都有一定发生概率，因人而异。

恶心、呕吐

恶心、呕吐是肿瘤患者化疗过程中的常见不良反应，近一半的癌症患者在化疗期间都要经历恶心、呕吐的现象。

恶心、呕吐主要在于预防，预防效果好于治疗。目前临床上已有根据不同药物导致恶心、呕吐发生概率而指定的药物联合或组合，可以预防恶心、呕吐的发生，大大改善患者的恶心、呕吐症状。这些药物如地塞米松、昂丹司琼/格拉司琼/盐酸帕洛诺司琼、奥氮平、盐酸异丙嗪（非那根）、阿瑞匹坦，均在化疗前遵医嘱开始用的，可预防恶心、呕吐。

此外，宜保持心情舒畅，可缓解化疗时的紧张情绪。饮食宜清淡易消化，少食多餐，禁食油腻刺激性食物，也有助于预防恶心、呕吐。呕吐后及时漱口，保持口腔清洁。建议患者在化疗给药前2～3小时进食，化疗前的30分钟不再进食。

骨髓抑制

骨髓抑制在化疗不良反应中最常见。主要表现是当患者接受化疗后，出现白细胞（WBC）、中性粒细胞（NEUT）、血红蛋白（HGB）、血小板（PLT）计数的降低。通常化疗后，医生会叮嘱患者每周复查血常规，目的就在于早期发现骨髓抑制的出现，并给予相应治疗帮助恢复。多数化疗药物与骨髓抑制发生率有明显相关性。骨髓抑制中白细胞和中性粒细胞与抗感染有关，减低后会增加感染风险。血小板与凝血有关，减低后出现出血风险。血红蛋白与携氧有关，贫血后可表现头晕乏力等。

对于化疗后出现的血细胞减低，我们首先会对其分级，属于 I° 减低（白细胞计数为 $3.0\sim4.0\times10^9/L$，中性粒细胞计数为 $1.5\sim2.0\times10^9/L$，血小板计数 $>75\times10^9/L$，血红蛋白水平为 100 g/L 以上）一般无需处理可自行恢复，也可个体化遵医嘱使用药物治疗。对于出现严重的减低或伴有症状的，这需要即刻就医，比如出现如下症状：白细胞减低伴有发热，血小板减低出现出血瘀点瘀斑，贫血出现乏力等。

严重贫血

对于化疗后出现严重贫血患者的处理，可采用输注浓缩红细胞或者重组人促红细胞生成素（简称促红素）。输入浓缩红细胞的优点是能迅速提高贫血患者的携氧能力，缺点是存在输血相关的风险。促红素尤其适用肾功能有损害的患者，或对输血相关风险顾虑过多的患者，使用的同时应该补充铁剂和维生素 B_{12}、叶酸等。当血红蛋白高于 80 克/升或红细胞压积＞40% 后应停药。促红素可能增加血栓的发病风险，总体上副作用少见。

血小板减少

对于化疗后血小板减少的处理措施如下。① 减少活动，防止受伤，必要时绝对卧床。② 避免增加腹压的动作，注意通便和镇咳。③ 减少黏膜损伤的机会：进软食，禁止掏鼻挖耳等行为，禁止刷牙，用口腔护理液代替。④ 注意患者神志、感觉和运动的变化及呼吸节律的改变，防止颅内出血。⑤ 按医嘱注射升血小板药物（如白介素-11，重组人促血小板生成素）或口服升血小板药物（促血小板生成素受体激动剂）。

白细胞和粒细胞减少

化疗后白细胞和粒细胞减少的处理，应在化疗期间时刻监测患者血象变化。若患者白细胞计数＜1.0×10^9/L 应对患者进行保护性隔离；保持患者环境清洁，建立严格的消毒隔离制度，防止交叉感染，按医嘱注射升白细胞药物。如出现白细胞减低甚至到测不出来并伴有发热的情况，则需要立刻就医，至医院急诊安排对症治疗。对发生粒细胞缺乏伴发热概率高的患者提倡进行预防性升白治疗，即在化疗后约 48 小时给予长效升白针治疗（不适用于每周给药的化疗方案）出现粒细胞或白细胞的减低，常使用的药物是重组人粒细胞刺激因子（G-CSF），遵医嘱给予合适的个体化剂量和时长。

脱发

脱发也是化疗最常见的不良反应之一，不同化疗药物发生脱发概率不一。其中，紫杉醇发生脱发概率较高。该症状会导致患者生活质量、治疗信心及依从性下降及自尊心的丧失。但也要了解到脱发发生基本都是暂时的，在化疗结束后就可以恢复。因此，也要消除对脱发的恐惧，特别是为了避免脱发而拒绝化疗。

预防措施采用以下方法。① 头皮冷却法：在化疗前或化疗期间使用冰帽，温度一般设定在 0～15℃，时间控制在化疗前 10～30 分钟至治疗后的 90 分钟。② 使用假发进行美容装饰，如每天佩戴，假发应该每隔 10～14 天清洗 1 次。如果觉得戴假发有勒疼或痒，可以用头巾（帽子）或围巾代替。避免接触高温环境（如开烤箱门）。选择棉质材质、衬里柔软、接缝朝外的帽子。③ 洗发：建议洗发水温不可太高，避免一些刺激性产品的使用（如乙醇、香水）；吹头发时，避免长时间高温吹发。

周围神经病变

周围神经病变最常见的症状是手脚麻木，可引起手脚麻木的药物如奥沙利铂、紫杉醇等。用药过程中最重要的是避凉，佩戴手套，避免接触金属物品及床栏，以免冷刺激诱发肢端麻木。洗漱应使用温开水，水果加温后再食用。建议患者夏天尽量不吹电扇、空调，冬季注意保暖，尤其是手脚，可穿戴厚袜子、手套。目前周围神经病变尚缺乏特效药物预防或治疗，但多数患者在停止化疗后的不等时间内会缓解和恢复。

皮肤变黑

使用化疗药的肿瘤患者可能会发现身体某个部位的皮肤逐渐变得越来越黑,这是色素沉着所致。能引起色素沉着的化疗药物众多,如氟尿嘧啶、环磷酰胺、异环磷酰胺、博来霉素、羟基脲、阿糖胞苷等。但是不用担心,色素沉着只是影响美观,停药一段时间后是可以恢复的。化疗时需注意减少日光照射,如使用防晒服、防晒雨伞,身体暴露部位涂抹无刺激性的防晒霜等。食用含维生素 C 的蔬菜水果(如番茄),可以抑制黑色素的生成,而且还具有氧化还原作用。

过敏反应

某些化疗药物具有一定的过敏发生概率,如紫杉醇多次使用卡铂、奥沙利铂等。紫杉醇在用药过程中可能会发生过敏反应,大多数是第一次用药 2~10 分钟发生,偶尔有患者用药后 2~12 小时发生。轻度过敏反应患者主要表现为皮肤潮红、皮疹以及皮肤有蚂蚁爬的感觉,一般无需治疗即可自行缓解消失。严重过敏反应主要表现为血压偏低、心跳过速、胸闷、呼吸困难等状况。对紫杉醇过敏的预防可采用在化疗前 12 小时和 6 小时分别口服 10 毫克地塞米松片,给药前半小时遵医嘱吃止吐药、抗过敏药和抗组胺药等。一旦觉得有心慌气促、呼吸困难的反应,应立即通知医生,配合医生救治。

肝功能异常

许多抗肿瘤化疗药物诱导的肝毒性通常是由于特异性的反应导致,发病率很低,通常在给药后 1~4 周观察到。肝毒性常表现为药物性肝炎、胆红素升高、转氨酶升高等。首先在化疗期间,遵医嘱定期检测肝功能,一般选择在下次化疗前一周内检查,发现问题及时处理。

可在化疗前或化疗过程中使用保肝药物。保肝药物有多种常见的例如甘草酸、还原性谷胱甘肽、多烯磷脂酰胆碱、联苯双酯、双环醇片。当患者出现肝毒性征兆时，应该在医生的指导下及时停药或减少用药剂量，等各项指标恢复正常后，可考虑更换化疗药物或继续用药。

腹泻

化疗相关性腹泻，严重时可导致患者虚弱、电解质紊乱、肾衰竭、血容量减少、休克，甚至危及生命。如需延迟治疗，会增加住院费用，加重患者的心理负担，降低依从性，甚至使治疗半途而废，影响整个化疗计划的完成。特别是伊利替康等化疗药物容易引起腹泻，医生会开具洛哌丁胺（易蒙停）治疗，如48小时仍然无法缓解需要紧急就医。这需要就诊医生给予药物治疗。严重腹泻时，应先进流质饮食补充水分电解质，腹泻停止后逐渐改为半流质饮食直至普食。

手足综合征

手足综合征通常是由化疗药物引起的一种皮肤毒性反应，大多数的患者有触物感痛的前兆，手掌和足底通常有刺痛感，几天之内可相继出现红斑、隆突，甚至出现脱皮和溃疡等。在化疗期间，通过用冰袋贴附在手腕和踝关节部位，能够明显降低手足综合征的发生率和严重程度。同时，避免接触热的东西，如日光照射和热水；穿宽松的衣服和舒适、透气的鞋袜；避免对皮肤产生不必要的压迫等；坐或躺时尽可能抬高腿部。

肾毒性

化疗药物绝大多数通过肾脏代谢排出，导致的肾脏毒性反应主要包括血清肌酐、尿素氮水平上升。可表现为泡沫尿和管型尿，继而发生氮质血症、肾功能减退,严重时可出现急性肾衰和尿毒症等。在使用化疗药物期间,需遵医嘱定期检测肾功能。化疗前后宜多饮水,保证足够尿量以促进药

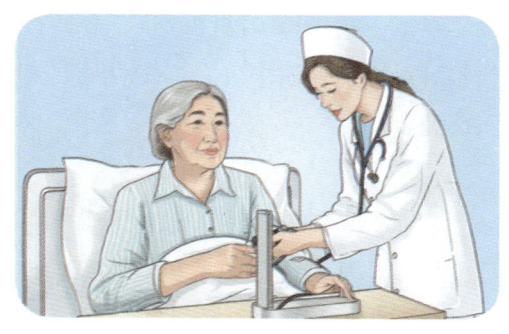

物排泄,减轻肾毒性。大剂量顺铂相对发生肾毒性的可能性高,可通过大量水化或采用药物减低肾毒性。情况严重的患者,应在医生指导下减少药物剂量或停药,待情况缓解后,再恢复用药或更换化疗药。

口腔溃疡

癌症患者化疗以及一些抗血管生成靶向药物使用期间可能出现口腔溃疡,在临床上比较多见。一旦出现口腔溃疡,会出现局部剧烈疼痛,夜不能寐,疼得不能吃东西。确实是蛮受罪的,不仅影响患者营养物质的摄入,还严重影响患者的生活质量。

口腔溃疡可以在医生指导下用药,药物治疗方法如用 1∶5 000 洗必泰液漱口,并用多黏菌素 6 万单位、生理盐水 30 毫升口腔及咽部喷雾,2 次 / 日。复方漱口水(含利多卡因、庆大霉素、地塞米松、甲硝唑、维生素 B_6、维生素 B_2)/ 复方氯己定含漱液等用于饭前饭后漱口。利多卡因有表面麻醉作用,通过黏膜吸收,能达到止痛效果;庆大霉素和地塞米松具有抗炎杀菌作用;甲硝唑对厌氧菌有特效;维生素 B_6 和维生素 B_2 参与体内生物氧化作用,联合应用可消炎、止痛、抑菌、促进溃疡愈合。目前临床上还可以咨询医生使用一些漱口液。此外,一些中成药如康复新液和中成药散剂如西

瓜霜喷剂、锡类散、冰硼散等，大多有清热解毒的功能。这些喷剂比较容易吸附在溃疡表面，使用时直接喷于溃疡处，能止痛和促进溃疡愈合。

便秘

由于患者肿瘤因素，加之化疗药物、止吐药物、阿片止痛类药物的使用，都可能导致便秘。便秘管理关键是在预防、自我护理、处方口服药物及直肠通便治疗之间找到平衡。建议患者首先改变生活方式及其他潜在因素，以预防或减少便秘。比如确保如厕隐私和舒适，体位辅助（例如小脚凳可以帮助患者稳固重心，更容易排便用力），多喝水、吃蔬菜水果。其次给便秘患者选择合适的药物如麻仁丸、乳果糖、聚乙二醇等，或采用灌肠等治疗，要在医生指导下进行。此外，还可适当地运动和选用中医药调节措施，以缓解便秘，促进排便。

（郑重）

26. 放化疗中白细胞降低是怎么回事

相信不少患者在抗肿瘤治疗（尤其是放化疗）过程中都会出现白细胞降低的症状，那么今天我们就来聊一聊这一现象。

白细胞俗称白血球，是人体血液中非常重要的一类血细胞

白细胞具有很多重要的作用，它可以吞噬血液中的"异物"并产生特异的抗体，提高人体对伤病的治愈能力。同时，它还有抵御病原体（细菌、病毒等）入侵的能力，是人体免疫系统的重要组成部分。具体来说，血液中的白细胞有五种，按照体积从小到大是：淋巴细胞、嗜碱性粒细胞、中性粒细胞、嗜酸性粒细胞和单核细

胞。正常白细胞的平均寿命为 7～14 天。

白细胞的变化，最直观的表现就是它的数量变化。一般地说，正常成年人的白细胞总数为（4.0～10.0）×10^9/L（参考值）。如果通过化验后发现，白细胞的数值在这个参考值上下浮动 0.5×10^9/L，也不用惊慌，因为白细胞的数量会受到多种因素影响，例如环境、温度、人体的个体差异等。另外，正常的成年男女个体白细胞的数量没有太大不同。

白细胞数量的增多是体内可能存在感染等，是异物入侵所引起的免疫反应

对肿瘤患者来说，治疗过程中最常见的现象就是白细胞数量的降低。通常来说，当白细胞数量＜4.0×10^9/L 时被称为白细胞减少，事实上在诊疗过程中，白细胞数量的临界值往往设定为（2.5～4.0）×10^9/L，也就是说，白细胞的数量＜2.5×10^9/L 时肯定考虑为异常。一旦出现血液中白细胞数量明显下降时，非常容易发生感染、反复感染，且疾病治愈较为缓慢，甚至可以引发败血症。此时，一定要给予高度重视。

治疗中出现了白细胞计数降低，是该继续治疗，还是先升白细胞呢

以宫颈癌患者接受放疗为例。由于人体造血系统对放射线高度敏感，放射治疗可以抑制骨髓内各种造血细胞的分裂繁殖，导致向周围血中释放的成熟白细胞减少，加之白细胞的寿命很短，因此在外周血中很快下降。

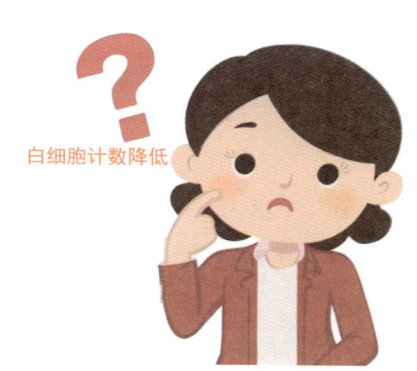

白细胞计数降低

那么，白细胞降低到什么程度要停止放疗？

这就需要考虑到放疗的照射野（通俗来说就是照射范围）了，当接受放疗的范围较大，并且包括了大面积扁骨、骨髓等造血器官时，白细胞降低可能会需要完全暂停放疗，并且积极使用升白药物使白细胞上升。而当患者接受的放射范围比较局限时，如果出现了白细胞降低，那么可以在继续放疗的同时进行药物升白治疗。当然，所谓的放疗范围也并不是绝对的，一旦出现白细胞降低的征象，均需要密切化验血细胞，如果发现逐渐下降的趋势，应当立刻停止放疗。

放疗中出现的白细胞降低，原因复杂

白细胞降低，是放疗、化疗、肿瘤本身原因，还是伴随疾病引起？到底是什么原因呢？长期接触放射线、各种理化因素导致的中毒、肿瘤的放化疗、脾功能亢进、自身免疫病、再生障碍性贫血、造血功能障碍等，都会导致白细胞减少。因此，明晰白细胞降低的原因，并且有针对性地决定后续措施，显得尤为重要。一般而言，局部放疗通常不会对白细胞产生致命影响，因此应尽量不破坏放疗的连贯性，保证治疗的连续性。

既然白细胞低了，我们就要针对这个问题进行有效处理。目前，临床上白细胞 $< 2.5 \times 10^9/L$ 时，可以考虑使用包括粒细胞集落刺激因子（包括短效与长效）等药物治疗。通常此类药物针剂对白细胞降低的治疗非常有效。当体内的白细胞下降至 $< 1.0 \times 10^9/L$ 时，需要考虑适当应用抗菌药物预防感染；一旦出现发热，需要使用广谱抗生素治疗，同时接受升白治疗。

当然，如果通过药物治疗后白细胞数值恢复正常或仅仅轻度下降时，可考虑口服升白药物进行治疗。同时，也可通过调整饮食来提高自身免疫力。摄入足够的维生素，如多食用新鲜水果和蔬菜，以及优质的蛋白质，如鱼、瘦肉、鸡蛋、牛奶等，可保持营养均衡。

（朱俊）

27. 放化疗对生育功能有哪些损害

随着肿瘤发病年轻化及生育时间的推迟，越来越多的肿瘤患者有保留卵巢或生育功能的需求。放化疗是肿瘤较常用的治疗方式，二者均会在一定程度上造成生育功能的损害。如何有效避免放化疗对生育力的损伤呢？

放疗对生育功能的损伤

盆腔放疗可以导致子宫、卵巢功能的损伤，使得子宫伸缩性变差、血管脆性增加、子宫内膜受损、卵巢储备功能降低等。大剂量放疗可导致子宫、卵巢功能完全丧失，这些都会引发不孕、早产、流产，造成生育功能损伤。研究指出，40岁以下的女性，盆腔直接放疗剂量超过 5 Gy，就会造成 95% 以上的患者发生闭经。40岁以上的女性，盆腔直接放疗 3.75 Gy 以上的剂量即可让 100% 的女性发生闭经。儿童期对子宫进行放疗剂量 > 25 Gy 或成年后对子宫进行放疗剂量 > 45 Gy 时，不建议怀孕。

化疗对生育功能的损伤

化疗会导致卵巢功能损伤，其对卵巢功能的损害作用随不同的化疗药物、剂量、受试者年龄而有所不同。一般地讲，烷化剂类药物，如环磷酰胺、异环磷酰胺，为高危卵巢损害类药物。常见妇科化疗药，如紫杉醇、铂类、脂质体阿霉素、依托泊苷等，均为中危卵巢损害类药物，其对卵巢的损伤作用并不是非常强烈。

同时，化疗剂量越大、疗程越多、化疗时患者年龄越大越容易出现卵巢损伤。研究指出，若化疗时抗缪勒管激素（AMH）水平＜1纳克/毫升或年龄＞40岁，极易发生化疗后卵巢早衰，即生育功能的永久丧失。短期化疗，如肿瘤患者术后辅助6～8次的化疗，会导致卵巢中发育中的卵泡数量减少，表现为一过性的闭经，但这并不影响患者未来月经及生育功能的恢复，多数患者可在化疗结束后6～12个月内恢复正常月经。大剂量、长期，特别是高危化疗药物的化疗，会导致卵泡池中的始基卵泡大量消耗，出现永久性闭经及丧失生育功能。

卵巢及生育功能保护方法

（1）术中卵巢悬吊：一般是术者将患者两侧卵巢悬吊在两侧的髂窝上方，同时在患者体表做标记。利于术后放疗时，放疗科医生避开双侧卵巢，可在一定程度上防止术后放疗对卵巢功能的损伤。

（2）提前用卵巢保育剂：促性腺激素释放激素类似物，如戈舍瑞林、亮丙瑞林、曲普瑞林，可在放化疗前抑制卵巢功能，减少放化疗对卵巢功能的进一步损害。需要至少在治疗前10天给药，用药效果有待进一步验证。

（3）胚胎冻存：这是目前最成熟的生育功能保存方法。通过促排卵获取卵母细胞进行体外受精后冷冻胚胎。最早可在放化疗前10～14天实施。仅适用于已婚女性，不适合青春期前和未婚育女性，雌激素敏感性肿瘤患者需慎用。

（4）成熟卵母细胞冻存：目前已证实其为一种较为成熟的生育力保存方法。该技术近年来在国外十分风靡，已成为大龄未婚未育女性的首选生育力保存方案，但在国内仅适用于已婚女性。

（5）卵巢组织冻存和移植：目前仍处在实验研究阶段。其优点为无需等待时间，无需配偶，适用于所有需要保育患者，包括青春期前女孩。

（李晓琦）

28. 妇科肿瘤的免疫治疗是如何的

"医生啊，免疫治疗是什么啊？是不是提高自身的免疫力来对抗肿瘤啊？"

"那我们多吃点人参、虫草有用吗？"

"免疫治疗不是提高我们免疫力的吗，怎么还有不良反应？"

笔者在临床工作中，常常需要回答患者和家属提出的类似上面的问题。那今天就通过下文向大家说道说道妇科肿瘤的免疫治疗。

什么是免疫治疗

人体内的免疫系统非常神秘，各种各样的免疫细胞在体内分工合作，有的细胞就像警察一样具有火眼金睛，能识别出细菌、病毒和变异的肿瘤细胞等。紧接着，另一部分细胞则像士兵一样，把这些敌人抓住并消灭。但是，为什么免疫细胞不能干掉所有的肿瘤细胞呢？因为有些肿瘤细胞非常狡猾，可以通过表面分子的"易容"伪装成正常细胞，迷惑免疫细胞并逃逸免疫监控。现阶段免疫治疗的基础概念就是，通过外界的靶向药物想方设法让免疫系统重新识别出这些肿瘤细胞，从而达到杀伤肿瘤的作用。

目前应用最广的免疫治疗药物是 PD-1/PD-L1（程序性死亡受体 1/ 程序性死亡受体配体 1）的抑制剂。T 细胞表面可表达

PD-1的蛋白，这可以与正常细胞表面可表达PD-L1的蛋白结合，从而和谐地在体内生存。通常情况下，肿瘤细胞表面则缺乏表达PD-L1的蛋白，这样就会被免疫细胞识别并消灭。但有些肿瘤细胞也能表达PD-L1，试图逃脱T细胞的杀伤，PD-1/PD-L1的抑制剂就是针对这些狡猾的肿瘤细胞的免疫药物。

说到这里，我们需要明白一个概念，"提高免疫力"是一种健康生活、增强抵抗力的说法，这和正规的抗肿瘤治疗并不对等，跟肿瘤的"免疫治疗"更是风马牛不相及。市场上任何类似人参、虫草、灵芝等这样的保健品，尽管它们广告做得天花乱坠，事实上都不能特异性地杀死肿瘤细胞。

哪些妇科肿瘤可以采用免疫疗法

那是不是所有的妇科肿瘤患者都可以采用这样的免疫治疗呢？我们必须要认清的是，所有的治疗方案都有适应证，盲目地用药并不能给患者获益，甚至会带来严重的副作用。在妇科肿瘤方面，PD-1抑制剂已经明确可用于复发的宫颈癌、子宫内膜癌、卵巢癌、外阴癌等，但是都有一个明确的前提，那就是微卫星高度不稳定型（MSI-H）/错配修复基因缺陷型（dMMR）的肿瘤或是PD-L1检测阳性。这是一个肿瘤特性的检测，需要在专业的医院或检测公司进行基因检测才能判断。以MSI-H为例，20%～30%的子宫内膜癌、8%～10%的宫颈癌和卵巢癌可以采用PD-1抑制剂治疗。此外，60%～80%的宫颈癌组织中PD-L1表达阳性

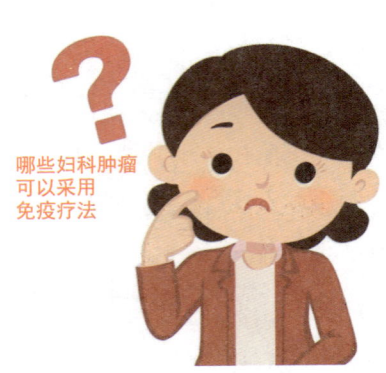

哪些妇科肿瘤可以采用免疫疗法

（CPS 评分≥1），约 15% 的患者在运用免疫治疗后可使肿瘤缩小。随着药物研究和临床试验的开展，一定会有越来越多的患者能够从免疫治疗中获益。

另外，需要注意免疫治疗需要尽早，它绝不是在无药可用时候的最后防线。因为免疫治疗是通过激活自身的免疫系统，所以一定要在基础免疫状态较好时使用。如果患者已经到了终末期，大部分时候需要卧床，免疫系统已遭受严重损害，重启免疫系统功能的机会较小，免疫治疗效果则大打折扣。

免疫治疗有哪些副作用

俗话都说，是药三分毒，在免疫治疗中也会出现过度激活免疫系统的情况。当免疫细胞错误地把正常细胞当敌人来攻击的时候，就会出现一系列的"免疫相关不良事件"。约 2/3 的患者会出现上述不良反应，包括乏力、皮肤毒性、免疫性肠炎、免疫性肝炎、免疫性肺炎、免疫性甲状腺炎、免疫性肾炎等。这些反应大多数出现在治疗后的 1～6 个月，但也可出现在治疗后的其他时间段，甚至出现在停药后。好在绝大多数的患者反应都是轻度，不会影响用药和治疗。10%～20% 的少数患者可能出现严重的副作用，那时就需要停止免疫治疗，并进行支持治疗、类固醇激素治疗、强力免疫抑制药物等。

免疫治疗费用是多少

目前妇科肿瘤已有多种免疫治疗药物在国内获批适应证，但大多需自费购买，无法采用医保报销。进口的免疫治疗药物相对价格比较昂贵，未来随着医保覆盖面扩大，国产制药技术的革新，患者应用免疫治疗药物的费用会进一步降低。

（韩啸天）

29. 宫颈癌免疫治疗有什么不一样吗

宫颈癌是常见的妇科恶性肿瘤之一，我国每年约有新发病例15万，占全世界宫颈癌新发病例总数的23%左右，每年超过5万名患者死于宫颈癌。由于国内宫颈癌筛查并未广泛普及，所以晚期和复发宫颈癌患者非常多。宫颈癌在我国发病率高、死亡率更高。随着全球免疫治疗如火如荼地开展，经常会有宫颈癌患者来咨询免疫治疗的相关问题。

什么是免疫治疗

免疫系统是人体抵抗各种疾病的最有力武器。而肿瘤的免疫治疗旨在激活人体的免疫系统，依靠自身免疫功能杀灭肿瘤细胞。与以往的手术、化疗、放疗和靶向治疗不同的是，免疫治疗针对的目标不是肿瘤细胞，而是人体自身的免疫系统，包括免疫细胞治疗（如 CAR-T 治疗等）和免疫药物治疗（如 PD-1/PD-L1 抑制剂等）。

适合宫颈癌患者的免疫治疗方法有哪些

宫颈癌的主要发病诱因是 HPV 的感染。HPV 感染产生的病毒抗原会激活免疫系统，大部分感染细胞会被清除，极少数感染者会发生免疫耐受导致肿瘤发生，肿瘤患者的免疫原性可能会更高。因此，免疫治疗在宫颈癌中的探索开展得如火如荼。目前国内外各大宫颈癌治疗指南和专家共识中，有 PD-1 抑制剂帕博利珠单抗、赛帕利单抗、PD-1/CTLA4 双特异性抗体卡度尼利单抗等已被推荐和批准，其他免疫药物仍处于临床试验中。

那么这种治疗的原理是什么呢？ PD-1 是一种免疫抑制分子，在肿瘤细胞上高表达，可与 T 细胞上的 PD-L1/L2 特异性结合，传递负性调控信号，使肿瘤细胞逃避机体的免疫监控。抗 PD-1/PD-L1

抗体能够阻断 PD-1/PD-L1 信号通路，激活人体免疫系统以清除肿瘤细胞。

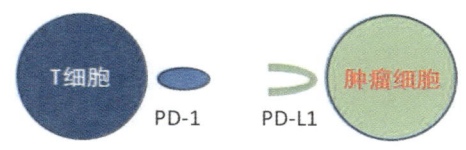

肿瘤细胞上的 **PD-L1** 与T细胞上的 **PD-1** 结合，抑制了T细胞的正常免疫活性

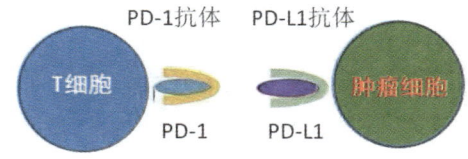

宫颈癌患者什么时候可以用 PD-1 抑制剂治疗

目前国内外指南已推荐 PD-1 抑制剂帕博利珠单抗用于复发或转移性宫颈癌的一线和二线治疗，且需 PD-L1 阳性或者有 MSI-H（微卫星高度不稳定）/dMMR（错配修复缺陷）分型。这句话怎么理解呢？也就是说，目前单独免疫治疗在宫颈癌中的治疗效果并不那么好，并不能取代手术、放化疗等传统的治疗方式，只可以用于晚期复发或转移性宫颈癌的患者。另外，推荐行 PD-L1 表达、MSI 型及 MMR 型的相关检测，可以更有针对性和指导作用。

另外，需要提醒大家的是，目前 PD-1 或者 PD-L1 抑制剂有很多种，但在 NCCN 指南中被推荐的仅有帕博利珠单抗，也就是大家所说的 K 药，而国内指南推荐的还有赛帕利单抗、卡度尼利单抗。为什么呢？可不可以用 O 药（纳武利尤单抗）或者其他厂家的药物代替呢？PD-1 抑制剂是一种单抗隆抗体，不同公司生产的药物其结构仍会有区别，会导致治疗疗效的不同，其他公司生产的 PD-1 或者 PD-L1 抑制剂仍需行临床试验以证明其在宫颈癌中的疗效才能应用于市场。因此，目前很多相关临床试验在进行中，符合条件的患者可以考虑参加。

除了 PD-1 抑制剂，还有其他免疫治疗方法吗

很可惜，目前其他用于宫颈癌治疗的免疫治疗方法仍然在开发，因此未被各个指南推荐。但值得欣慰的是，各种免疫治疗方法如过继 T 细胞治疗（ACT）和治疗性肿瘤疫苗，以及免疫治疗与化疗或靶向治疗联合的临床试验正在不断进行中，期待有更进一步的好消息与大家分享。需要提醒大家的是，这些临床试验的主要对象仍是晚期宫颈癌患者，不建议有根治希望的早期宫颈癌患者去参加。

PD-1 抑制剂治疗有哪些常见的不良反应

每当一种新药或者新的治疗方式出现，大家都会对它特别关注，而且会有种认知是新的肯定比旧的好，新的没有不良反应等，但其实大多是错觉。PD-1 抑制剂常见不良反应包括血液学毒性（如白细胞减少、贫血等）、皮肤毛细血管增生症、瘙痒、甲状腺功能减退、肝功能异常、腹泻等，所以不要认为使用 PD-1 抑制剂就会没有不良反应。另外，需要临床医生和患者引起注意的是使用 PD-1 抑制剂后会有 5%～15% 的患者发生超进展，即治疗产生了反效果，需要特别小心与警惕。

宫颈癌的免疫治疗目前有 PD-1 抑制剂帕博利珠单抗、赛帕利单抗、卡度尼利单抗等被指南推荐和批准，且适用范围比较有限，更多的免疫治疗仍在探索研究中。请各位患者不要偏听偏信，听从专业医生的建议，合理选择适合自己的治疗方式。

（夏玲芳）

30. 关于免疫检查点抑制剂不良反应的那些事

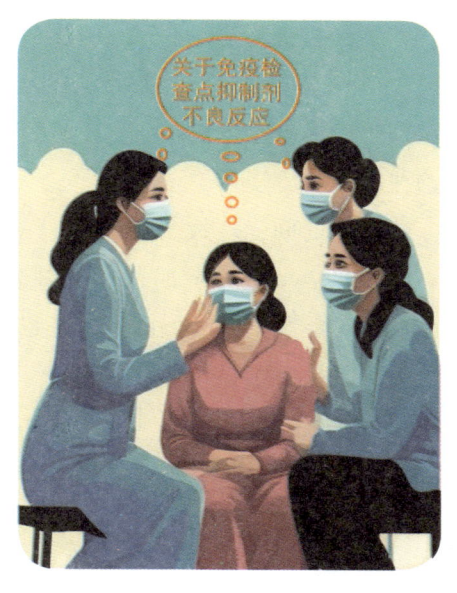

抗程序性死亡受体1（PD-1）/程序性死亡受体配体1（PD-L1）/细胞毒性T细胞相关抗原4（CTLA-4）抗体等免疫检查点抑制剂（ICI）的不良反应与化疗不同，其引起的恶心、呕吐、骨髓抑制发生率低，但可能涉及身体的任何器官或系统。其中，胃肠道、皮肤、肝、内分泌系统和肺的毒性较为常见。虽然多数不良反应是轻微的，但也有少数极其严重的不良反应，需早期识别并及时治疗。

免疫相关不良反应的管理，患者需要在医生协助下做到以下几点。① 患者需向医生了解常见免疫相关不良反应的表现和对应的相关检查项目。② 患者正常进行常见免疫相关不良反应的检查项目（如血常规、肝肾功能、电解质、血糖、甲状腺功能等）。③ 患者在出现相关免疫不良反应后，应及时寻求医护人员帮助处理与治疗。

免疫相关不良反应一般在治疗开始后2～16周内发生，但也有少数患者会在数天内以及在治疗结束1年后发生。在处理时，医生首先会对不良反应的严重程度进行分级，一般1级轻微的反应可无需停药，对2级以上的反应则可能需要患者在医生指导下暂停用药，并可能使用一些糖皮质激素等药物。

下文简要介绍常见免疫相关不良反应的监测和管理方面的相关内容。

免疫性皮肤毒性表现

临床表现：出现皮疹或炎性皮炎，包括多形性红斑、苔藓样、湿疹等，还有伴皮肤疼痛、皮肤脱落、面部或上肢水肿、脓疱、水疱或糜烂。

出现时间：多数在用药后 2～150 周，平均在 4 周左右。

处理：清洁皮肤时使用无刺激性的皂液、浴液，水温不宜太高，使用保湿润肤剂，避免日光照射，采取防晒措施。尽早到皮肤科就诊，采取相应外用及抗过敏药物。

免疫性胃肠道炎

临床表现：腹泻、大便带血、腹痛。

出现时间：多数在用药后 1～107.5 周，平均 6 周左右。

处理：注意保持肛周皮肤清洁，适当增加饮水量，约 3000 毫升/天。每天排便 4 次以上，若大便带血时，需及时就诊，考虑停用免疫治疗，并开始类固醇激素等治疗。应减少食用高纤维、高脂肪、生食蔬菜、咖啡、乳制品、酒、糖等食物。

免疫性肝炎

常见症状：可无症状，仅在常规的肝功能检查中发现，通常免疫治疗开始后的第 6～14 周出现转氨酶和/或胆红素上升。严重时有黄疸、恶心、呕吐、尿液变黄、疲惫、有腹痛等。

处理：在每次免疫治疗前监测肝功能。如谷丙转氨酶（ALT）、谷草转氨酶（AST）值升高 3 倍以上；总胆红素（TBil）升高 1.5 倍时，需要停止免疫治疗，及时就医，选取类固醇激素、保肝药等药物治疗。

免疫性肺炎

常见症状：呼吸困难（53%）、活动耐量下降、咳嗽（35%）、发热（12%）或胸痛（7%），但大约 1/3 患者无任何症状，仅有影像学异常。诊断的主要依据是胸部 CT。

处理：① 当出现肺部症状或原有症状加重时，特别是老年人、哮喘、慢性阻塞性肺病或其他有心脏疾病症状的患者，应及时到医院就诊检查。② 吸氧，选用激素，必要时抗感染。

免疫性内分泌系统不良反应

常见症状：甲状腺功能亢进或低下、垂体炎、原发性肾上腺功能减退、1 型糖尿病。

处理：① 在开始免疫检查点抑制剂治疗前，建议患者完善甲状腺功能、血糖、肾上腺功能检查。② 由内分泌科医生指导药物治疗。

其他

免疫性关节炎表现为关节疼痛、行走困难、关节肿胀、红斑。心脏的免疫性不良反应有心肌炎、心包炎、心律失常，患者有胸闷、胸痛、活动时呼吸困难以及下肢水肿等临床症状，发生率低，但可能很严重。主要通过定期检查心电图和检测脑钠肽（BNP）、心梗标志物（肌酸激酶和肌钙蛋白）。此外，还有免疫性胰腺炎表现为血脂肪酶升高、淀粉酶升高，需要定期监测。

（徐菲，郑重）

31. PARP 抑制剂是治疗卵巢癌的神药吗

卵巢癌是病死率较高的女性生殖系统恶性肿瘤之一，其首选治疗模式为肿瘤细胞减灭术联合以铂类为基础的化疗。即使较多患者在经过初始治疗后可获得临床缓解,但仍有一半左右的患者在 5 年内因卵巢癌复发转移及无药可医而离世。近年来,多腺苷二磷酸核糖聚合酶(PARP)抑制剂的问世为卵巢癌的治疗带来了重大变革,合理使用 PARP 抑制剂可显著延长患者复发的时间。

PARP 抑制剂是什么

化疗是恶性肿瘤常用治疗方式之一,化疗药物杀死肿瘤细胞的主要作用机制之一是造成肿瘤细胞 DNA 损伤;PARP 抑制剂的作用机制则为抑制 DNA 损伤后修复,但其发挥作用前提条件是肿瘤细胞携带有 *BRCA1/2* 基因突变或具有其他同源重组相关基因发生突变或功能缺失,这样,PARP 抑制剂与突变的基因之间存在"合成致死"效应,进而发挥作用。目前国内常用的 PARP 抑制剂有奥拉帕利、尼拉帕利、氟唑帕利和帕米帕利。

哪些人群可以通过口服 PARP 抑制剂获益

国际 NCCN 指南推荐每一名卵巢癌患者在初次病理确诊时接受基因检测,以评估其 *BRCA* 状态及是否含有其他同源重组基因缺陷。*BRCA* 基因状态分为 5 类:致病性突变,可能致病性突变,意义未明,可能良性突变,良性突变。前两类是确定的,可以通过 PARP 抑制剂获益的人群,临床医生会强烈建议携带前两类 *BRCA* 突变的患者口服 PARP 抑制剂。同源重组基因缺陷是口服 PARP 抑制剂的另一个适应证,其检测可以使 PARP 抑制剂敏感人群从约 20% 的 *BRCA* 突变人群扩大到约 50% 的同源重组基因缺陷阳性人群。

口服 PARP 抑制剂的合理时间

卵巢癌复发,可分为铂敏感复发及铂耐药复发两种。前者指化疗结束后 6 个月及以上的复发,后者指化疗结束后不足 6 个月的复发。铂敏感复发维持治疗是 PARP 抑制剂的主要适应证,奥拉帕利及尼拉帕利用于铂敏感复发患者在含铂化疗达到完全或部分缓解后的维持治疗，治疗时间2年，可以显著延长患者无进展生存期，降低患者复发及死亡风险，且在停药后仍有持续作用。此外，国际多项临床研究表明PARP抑制剂用于携带*BRCA*突变的卵巢癌一线维持治疗，可以显著延长患者的肿瘤无进展生存期。何时口服PARP抑制剂需专业的肿瘤妇科医生评估决定。

PARP抑制剂的用药管理

我们建议使用PARP抑制剂的患者每月检查血常规，并在用药的第一个月内每周检查血常规。贫血是使用PARP抑制剂最常见的血液学不良反应，总体发生率为37%～50%。我们希望每位使用PARP抑制剂的卵巢癌患者可以了解并认清血常规报告中需要监测的重点指标。

（1）血红蛋白：如血红蛋白降为80～100克/升（g/L），可继续服药，但需每周密切随访血常规，关注血红蛋白变化；如降为80 g/L以下，则暂停服用PARP抑制剂。条件允许时可输血，待血红蛋白升至90 g/L后，可减量，具体减量建议门诊就诊，恢复用药后每周监测血红蛋白水平至平稳；如停药28天后血红蛋白仍未能恢复至用药水平，或减量至最低剂量仍再次发生血红蛋白低至80 g/L，应停止用药。

（2）血小板：这是另一个需要监测的指标。血小板计数$<100 \times 10^9$/L者，暂停服用PARP抑制剂。待血小板升至100×10^9/L以上，根据血小板计数最低值决定恢复使用剂量，具体减量标准建议门诊就诊。

（3）中性粒细胞：中性粒细胞减少是第三种常见的血液学不良反应，如中性粒细胞计数降为$(1.5～2.0) \times 10^9$/L，在监测血常规的情况下继续使用PARP抑制剂；如中性粒细胞计数$<1.5 \times 10^9$/L，

则暂停使用 PARP 抑制剂，对症治疗后恢复至 1.5×10^9/L 后减量，具体减量标准建议门诊就诊请医生酌定。

此外，服用 PARP 抑制剂可能有胃肠道不良反应，恶心最常见，其他如便秘、呕吐、腹泻等，如实在不能耐受可口服止吐药物对症治疗。另外，PARP 抑制剂在睡前服用有助于减少恶心的发生。超过一半的患者在服用过程中会出现疲劳；一小部分患者会出现头痛、失眠、呼吸困难、鼻炎、咳嗽、高血压、心动过速等。

最后，我们来回应一下本条的标题，PARP 抑制剂是卵巢癌的神药吗？笔者的回答是：是的！对于携带 BRCA 突变的卵巢癌患者，PARP 抑制剂维持治疗可以延缓患者复发至少 3 年以上。我们希望 PARP 抑制剂的应用可以严格匹配适应证，在合适的人群及合适的时间使用；此外，PARP 抑制剂靠谱的治疗效果依靠卵巢癌患者持续稳定地服用，所以我们希望每位使用 PARP 抑制剂的患者可以独立有效地管理药物服用的不良反应，出现上述问题时请及时到门诊就诊，与医生一起共同努力延长生存期！

（姜玮）

32. PARP 抑制剂注意事项有哪些

卵巢癌是女性生殖系统最常见的恶性肿瘤之一，PARP 抑制剂作为一类新型的靶向治疗药物为卵巢癌患者带来获益。下面就来详细介绍一下。

PARP 抑制剂作用机制是什么

简单地说，肿瘤细胞的增殖依靠 DNA 双链的复制，复制过程中可能会出现错误。错误的更正可以依靠同源重组修复途径。如果有缺陷，也就是大家熟知的同源重组缺陷（HRD）状态（包含 *BRCA* 突变），那就不能依靠这个途径了。但是细胞还有其他途径，其中一条重要的碱基切除修复途径就依靠 PARP 来完成。一旦 PARP 抑制剂抑制了这条途径，HRD 状态的卵巢癌细胞就将面临死亡，这就是所谓的"合成致死"效应。

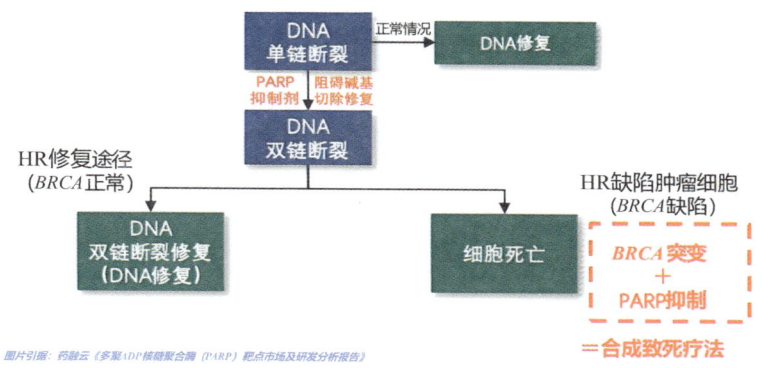

图片引源：药融云《多聚ADP核糖聚合酶（PARP）靶点市场及研发分析报告》

PARP 抑制剂适应证有哪些

目前已被批准的 PARP 抑制剂适应证如下。

（1）维持治疗

初治卵巢癌患者：对于携带 *BRCA* 基因突变卵巢癌患者，化疗后可行奥拉帕利单药、尼拉帕利单药或奥拉帕利联合贝伐珠单抗维持治疗。对于 HRD 阳性卵巢癌患者，可考虑奥拉帕利联合贝伐珠单抗或尼拉帕利单药维持治疗。对于 HRD 阴性卵巢癌患者，亦可考虑尼拉帕利维持治疗。

复发卵巢癌患者的维持治疗：对于铂敏感复发卵巢癌患者，无论基因状态，再次含铂化疗缓解后，均可考虑 PARP 抑制剂维持治疗。

（2）复发治疗：对于携带 *BRCA* 基因突变的卵巢癌患者，可考虑使用 PARP 抑制剂单药治疗。对于 HRD 阳性的铂敏感复发卵巢癌患者，亦可考虑尼拉帕利单药治疗。此外，PARP 抑制剂联合其他靶向药物临床试验目前亦在开展中。

服用 PARP 抑制剂有没有什么忌口

各种 PARP 抑制剂代谢途径存在差异，其用药禁忌亦不相同。如奥拉帕利主要通过细胞色素 P450 3A4 酶（CYP3A4）代谢，服药期间禁用葡萄柚、柑橘类。尼拉帕利可能诱导细胞色素 P450 1A2 酶（CYP1A2），因此服药期间避免咖啡因摄入。其他上市的 PARP 抑制剂均需遵照相应说明。除说明书特别标注的药品、食品外，患者服药期间应注意加强营养，均衡饮食。

PARP 抑制剂饭前吃还是饭后吃

目前已上市的奥拉帕利、尼拉帕利、氟唑帕利和帕米帕利，其说明书上显示空腹或进餐时均可服用药物。笔者有幸参与了上述药物的临床试验，并详细阅读了研究者手册。进食可能会影响奥拉帕利胶囊（最初剂型）的吸收，对目前上市的片剂类型没有显著影响，但高脂饮食可能会影响奥拉帕利吸收。尼拉帕利可餐前或餐后服药，建议最好是早上、与水或餐食同服。氟唑帕利可餐前或餐后服药，推荐早、晚餐后半小时内口服。帕米帕利用餐前后均可服药，无特殊说明。

最后，PARP 抑制剂的诞生为部分卵巢癌患者带来了福音和希望，但其使用需要严格把握指征，遵从医嘱，才能在保障安全性的同时使患者最大程度获益。

（冯征）

33. 患者用 ADC 药物治疗后，眼睛怎么看不清了

抗体药物偶联物（ADC）药物是一类由高选择性的单克隆抗体和细胞毒药物（又称有效载荷）通过可切割或不可切割的化学连接体连接在一起的免疫偶联物，它是将传统小分子化疗的强效杀伤作用与抗体药物的肿瘤靶向特性相结合形成的药物。

ADC 药物这种新型的抗癌药物近年来备受关注，犹如精准的"生物制导武器"，能够专门攻击癌细胞，拓宽治疗范围，并降低对正常细胞的副作用，这些药物的组合可以实现对癌细胞的特异性靶向和高效杀伤。

ADC 药物凭借其独特的靶向能力和化疗药物的杀伤效应，在乳腺癌、卵巢癌等多种肿瘤的治疗领域内取得了显著的临床效果。然而，ADC 药物在发挥疗效的同时，也伴随着一系列不良反应的发生。这些不良反应种类繁多，包括但不限于血液学不良反应、输液反应、肝脏不良反应、消化道不良反应、心脏毒性、周围神经病变、眼部不良反应、口腔黏膜炎以及间质性肺炎等。今天我们来聊一聊眼部不良反应。

眼睛由于具有丰富的血液供应、快速分裂的细胞亚群以及其细胞表面受体的丰富性和多样性，因此易受多种毒性因素影响。与传统化疗药物、小分子靶向药物和其他抗肿瘤药物相比，ADC 药物的眼部不良反应发生率相对较高。

经 ADC 药物治疗后，发病率最高的眼部不良反应包括角膜病变、视力下降、眼干、夜盲症、视力模糊、畏光、眼部异物感等。这些不良反应既是与 ADC 药物相关的最常见不良反应，也是停药

的最常见原因。业界普遍认为，该类药物眼部毒性最可能的机制是由于角膜周边出现双侧微囊状上皮改变，并向角膜中心移动，从而导致眼干和视力模糊。

但以上眼部不良反应可治愈，因此持续关注眼部反应、持续评估及与医务人员的协调、护理尤为重要。

患者应保持眼部清洁，避免用手揉眼，减少眼部刺激。在使用滴眼液等药物时，遵循正确的用药方法和时间间隔，以确保药物疗效并减少不良反应的发生。在 ADC 药物治疗期间，患者应限制使用隐形眼镜，因为药物可能会滞留在泪膜中并吸收到隐形眼镜中，从而加剧角膜病变。

当出现视力模糊、眼部异物感等症状时，需要尽早去眼科就诊，及时进行全面的眼科检查，包括视力［裸眼视力（VA）及最佳矫正视力（BCVA）］、裂隙灯检查、眼压测量、间接眼底镜或光学相干断层扫描（OCT）。建议进行角膜染色检查并保留角膜染色照片等。

治疗上，对于发生角膜病变的不良反应，眼科专家建议使用药物如下。

（1）人工泪液或玻璃酸钠滴眼液。

（2）小牛血去蛋白提取物眼用凝膏或凝胶，每日 3～4 次或遵医嘱。

（3）重组牛碱性成纤维细胞生长因子眼用凝胶，每日早晚各 1 次或遵医嘱。

如不能及时去眼科医院就诊，建议先与眼科医生沟通，经眼科医生批准后使用以上药物治疗。同时，停用激素类滴眼液，不建议加用抗生素类滴眼液或眼膏。若 1 周症状无改善或角膜病变不能解释现有症状,需考虑进一步确认病变原因并加用其他治疗药物。

(宋春燕)

34. 妇科肿瘤临床试验知多少

临床试验不同于传统意义上的治疗,我们国家的患者对临床试验还不是非常了解。其实在妇科肿瘤及其他各种疾病中,临床试验扮演着越来越重要的作用:一方面使得疾病治疗的方式方法越来越多元化,另一方面很多患者能够从临床试验中获益。笔者所在的科室牵头并参与多项国际及国内的临床试验,取得了令人瞩目的成果。下面为大家简单介绍下临床试验及目前我们科室参与临床试验的情况。

什么是临床试验

临床试验,简单来说,就是在人体进行的药物或者一种治疗方式的系统性研究。很多患者害怕说:"参加了临床试验,是不是就像试验品一样,很多药都在身体上试验,就和实验室的小白鼠一样?"这点其实不用担心,因为临床试验遵循严格的伦理审查,在一项临床试验开展的全程,都会完全尊重患者自身的选择,同时选用药物的安全性也是严格受控的。

临床试验有哪几种

一般地说,临床试验分Ⅳ期,我们科室开展较多的是Ⅱ期及Ⅲ期研究。Ⅱ期研究大家可以理解为一个药物有抗肿瘤作用,副作用可以接受,有一定基础研究提示对特定肿瘤有用。Ⅱ期临床试验就是用来看看这种药物对这类肿瘤的治疗效果到底怎么样。如果一个药物Ⅱ期临床试验的结果不错,那就有可能进行Ⅲ期研究,与其他治疗方案进行对比，得出哪个药物更适合治疗这类肿瘤。

临床试验有哪些药物呢

到这里，相信大家对临床试验有了大概的了解。大家可能还有疑问，在临床试验中我们能用到哪些药物呢？一般地说，用到的药物都是紧跟国际前沿的药物，包括免疫治疗、靶向治疗、PARP 抑制剂等，或单药，或联合使用。举个例子来说，卵巢癌患者现在都知道自己要做基因检测，为啥？因为检测了就可能有机会可以用上 PARP 抑制剂，使得疾病可以得到更好控制。我们科室之前及现在都有很多关于 PARP 抑制剂的临床试验。当然除了前沿的药物之外，还有一些疗效确切的药物，经过精心搭配，照样可以缓解患者病情。其中的代表便是我们科室的卵巢癌三步化疗，用的都是平民化的药物，但是疗效不输那些国际前沿的药物。

如果我参与了临床试验，我要做哪些事情

一旦患者参与了临床试验，就要严格服从临床试验指定的治疗、检查及随访日程，如有需要还需要像写日记一样记录自己的感受、服药的时间，并且需要将吃完的药盒归还给医院。给人的感觉就像回到学生时代，除了每天有个小作业外，还有月考和季度考，和读书不同的是这次是为了自己的健康。

我们科开展的一些临床试验可以关注复旦大学附属肿瘤医院肿瘤妇科微信公号，依次点击"功能服务-科室服务-临床研究推荐"。我们也建议患者咨询医生

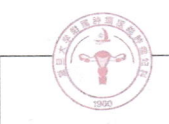

看是否有可参加的临床试验。

到这里，相信大家对我们科开展的临床试验有了一定的了解，希望大家都能从临床试验中获益。

（沈文彬）

三、康复篇

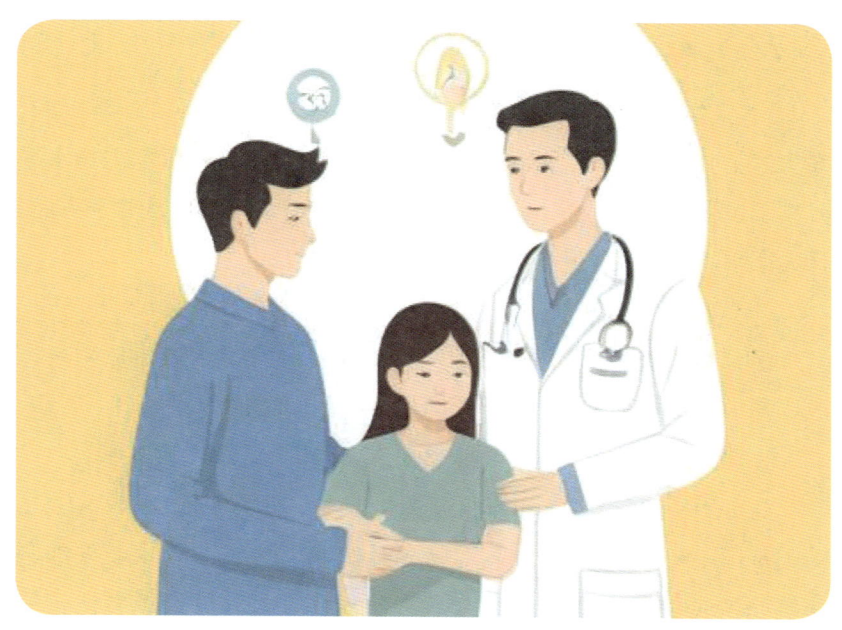

35. 患者体检发现肿瘤标志物水平升高了怎么办

人们生活水平的提高和健康意识的增强,让体检观念深入人心。但是面对体检报告的结果,大家也都一知半解。"心电图ST段改变是啥""肝肾功能检测中尿酸增高咋回事啊"等诸如此类的问题,大多数人拿到报告时尚可自行解读一下。但是有一项,要是不去大医院找专家好好看看,那肯定是寝食难安了,这项指标就是肿瘤标志物。

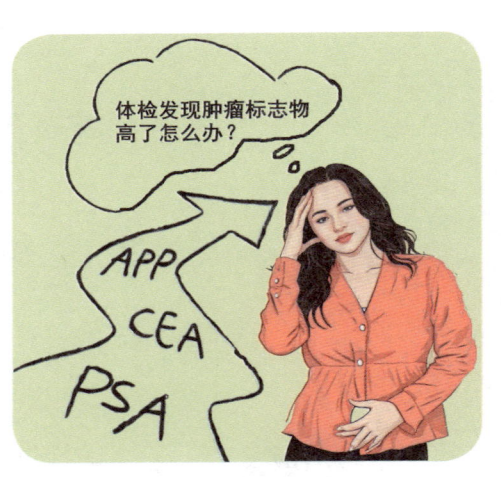

肿瘤标志物水平升高,在大家心中可能得癌的概率无限接近100%。其实肿瘤标志物水平升高了也不一定就是癌,要科学理性地去看待。下面就从几个方面,让大家重新认识一下肿瘤标志物。

什么是肿瘤标志物

肿瘤标志物就是指在肿瘤发生和增殖过程中由肿瘤细胞本身合成、释放或由机体对肿瘤细胞产生反应而出现的一类物质。

临床常用的肿瘤标志物有哪些

比如甲胎蛋白(AFP)、癌胚抗原(CEA)、糖类抗原125(CA125)、糖类抗原199(CA199)、前列腺特异性抗原(PSA)、鳞状上皮细胞癌抗原(SCCA)等,五花八门,种类繁多。妇科肿瘤患者比较关注的，一般是 SCCA 和 CA125。不同的肿瘤标志物，通常代表了不同器官来源的肿瘤，比如 CA125 水平升高提示上皮性卵巢癌，PSA 水平升高则提示前列腺癌的可能。但是也不是绝对的，比如 CA199 就比较花心，同时兼顾了肝胆胰系统的肿瘤和消化道的肿瘤。

肿瘤标志物水平升高意味着什么

那既然 CA125 水平升高提示上皮性卵巢癌，是不是 CA125 水平升高了就是得了卵巢癌呀？那当然不是。因为肿瘤标志物水平虽然在肿瘤患者中高于正常人，但是部分良性疾病中，肿瘤指标也会升高。如卵巢癌患者比较关注的 CA125，其本身也可能由于子宫内膜异位症、子宫腺肌病、盆腔炎症等引起水平升高。因此，肿瘤标志物水平升高并不能等同肿瘤的发生。

肿瘤标志物水平升高了该咋办

肿瘤标志物水平升高不等同于肿瘤的发生，那应该如何处理呢？首先应该去正规医院做进一步诊断，包括病史询问、查体、影像学检查以及一些病理学检查来明确是否有肿瘤发生。如果不幸中招，那可以开始进行正规的治疗。如检查未发现特异性病变，建议进行密切随访，如 CA125 定期复查，连续几次读数变化不大，且影像学、病史及查体结果等提示良性疾病或非特异增高，那规律随访即可。但如果指标进行性增高，倍增时间短，那可能需要加以关注，并进一步检查明确诊断。

希望大家以后看到肿瘤标志物水平升高时，可以冷静地看待结果，千万莫要惊慌。

（沈文彬）

36. 患了妇科肿瘤，还能"爱爱"吗

在中国传统观念里，与性生活相关的话题总是让人羞于启齿。许多妇科肿瘤患者在疾病阴影的笼罩下，无法像往常一样感受两性生活的愉悦，担心"爱爱"会加速疾病的复发转移，担心会将肿瘤"传染"给丈夫……出于各种各样的担心与恐惧，她们压抑本能，将身体"束之高阁"、悉心"呵护"。事实上，妇科肿瘤患者能否"爱爱"，应该如何"爱爱"，需要接受专业医生的指导。

妇科肿瘤患者到底能不能"爱爱"

妇科肿瘤经手术根治之后，这些女性还能否"爱爱"？答案是肯定的，不仅"能"，而且医生鼓励患者在身体恢复后定期过夫妻生活。随着肿瘤治疗技术的进步，患者生命的延长，治疗疾病的目的不仅仅是让患者长期存活，还在于让患者更有质量地生活。性生活作为生活质量的重要组成部分，不应该因为曾经身患疾病而被压抑。不过，妇科肿瘤因涉及患者的特殊器官，术后同房可能会存在一些问题。

从器官的角度来说，部分宫颈癌、阴道癌患者可能因切除部分阴道导致阴道长度缩短；还有部分宫颈癌患者经过放疗，阴道组织纤维化，可能会造成同房困难。目前尚没有很好的办法能够解决这一问题，但可以采用一些辅助手段来减轻同房时的不适感。

从内分泌的角度来说，一些绝经前女性因罹患癌症不得不切除双侧卵巢，或化疗后激素水平下降，导致患者提前进入绝经状态，出现激素分泌减少、阴道干涩等现象，给夫妻同房造成一定困难。针对这种情况，可在医生的评估下进行激素替代治疗或借助润滑剂，减轻同房时的疼痛。

从患者心理的角度来说,一部分患者因术后腹部有瘢痕而产生自卑情绪,或认为自己是肿瘤患者而拒绝夫妻生活。针对这部分患者,可以通过心理疏导、知识科普,使她们早日回归正常生活。

"爱爱"会导致肿瘤复发转移吗

"爱爱"并不会直接导致肿瘤的复发和转移。随着医学知识的普及,越来越多的人认识到宫颈癌的"罪魁祸首"——HPV(人乳头瘤病毒)。HPV 主要通过性行为传播。事实上,HPV 并没有想象中那么可怕。80% 的女性在一生之中都可能感染 HPV。HPV 是一个"大箩筐",包含不同的"亚型",目前发现的 100 多种 HPV 亚型中,仅有 30 多种是可致病的。进一步而言,根据与女性下生殖道癌和癌前病变的关系密切程度,又分为高危型和低危型。大多数 HPV 感染会自行消退,只有极少数持续、高危型 HPV 感染才会缓慢进展为宫颈癌前病变或宫颈癌。因此,即使感染了 HPV,也无需过分担心。

"爱爱"会将肿瘤"传染"给丈夫吗

"爱爱"并不会把癌细胞或癌症传染给丈夫,但对于有 HPV 感染的妇科肿瘤患者在进行性生活时有可能将 HPV 传给男性。如前面提到,感染不意味着得病。当然,也可以考虑戴避孕套,避免互相感染。

(叶双)

37. 当新冠病毒感染、流感等流行时,肿瘤患者该何去何从

近期,发表于国际权威期刊《柳叶刀·肿瘤》的研究显示,在新冠病毒感染流行期间,恶性肿瘤患者比一般人群有更高的感染风

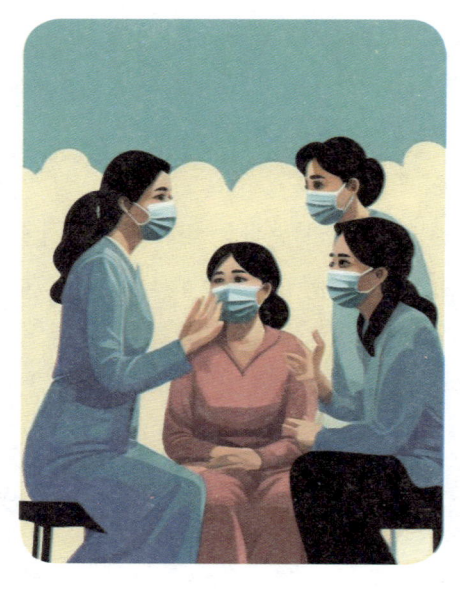

险,并且感染后有更高的风险发生严重不良事件。同时,目前各类呼吸道传染病,如甲流、乙流高发,严重威胁着肿瘤患者的生命健康。在感染暴发时,人流量较大的大型医院都有可能存在未经确诊的潜伏期患者或病毒携带者。肿瘤患者本身免疫力较弱,更容易受到病毒、细菌等微生物的感染。出门害怕交叉感染,"宅家"又怕耽误肿瘤的治疗,使得许多妇科肿瘤的患者陷入了"进退两难"的困境。为此,我们总结了一些病友们的常见疑问。

已发现肿瘤正等待手术的患者该怎么办

妇科恶性肿瘤的手术大都耗时长、风险高、创伤大,同时术后患者免疫力下降明显,更易感染病毒。另外,在感染暴发时,义务献血几乎停止,血库用血资源极度匮乏,倘若手术导致大量失血,就无法保证手术患者的安全。因此,对于原本准备手术的患者,应谨慎安排,酌情延期。

对于卵巢囊肿、子宫肌瘤、子宫腺肌病、成熟性畸胎瘤等良性妇科肿瘤患者,如果没有明显的不适症状,建议可以暂缓手术治疗。

对于已经接受了一段时间的新辅助化疗或综合治疗的卵巢癌患者,如果目前症状稳定或较前好转,也建议暂缓手术,继续按原方案用药。

对于宫颈上皮内瘤变／低级别上皮内瘤变／高级别上皮内瘤变（CIN/HSIL/LSIL）、宫颈原位癌、子宫内膜不典型增生等癌前病变或极早期病变的患者，由于此类疾病进展较慢，如果没有明显症状，也可择机安排手术。如果在等待过程中出现阴道大量出血、贫血、晕厥等症状，可先至居住地附近的正规医院进行止血、输液、输血等对症支持治疗。

如果已确诊恶性妇科肿瘤，且疾病处于进展阶段，需要先全面评估患者的身体状态和手术风险，如风险可控，再安排手术治疗。如果恶性肿瘤已经导致患者出现急性症状，如腹部剧痛、明显腹胀、大量阴道出血、肛门不排气不排便等，患者应尽快至就近医院接受治疗，切勿拖延。如果恶性肿瘤患者出现发热，可能是肿瘤引起的肿瘤热，如热度持续不退，应该先至附近的发热定点门诊排除肺炎。

正在接受化疗的患者该怎么办

对于需要化疗的妇科肿瘤患者，应尽可能根据原有的化疗时间准时安排化疗。如果已经延迟了下一周期的化疗，患者应及时与主管医生联系沟通；如果只是超时几天，则无需多虑；如果超时太久，就可能会影响化疗效果。如实在无法继续原方案化疗，可以咨询主管医生是否有必要更换治疗方案，如改为口服药物或改为长周期间隔化疗。

化疗期间，患者都需要定期验血，至少每周一次化验血常规和肝肾功能。这些基本化验在居住地附近的医院、社区卫生中心、卫生院都可以完成。为了减少感染，患者就近化验即可。如果出现化疗后白细胞、血小板降低，应及时就近就诊，使用升白针、升血小板针处理。如果您和当地医院医生都无法解读、处理化验报告上的异常结果，也可通过线上咨询渠道咨询医生。

术后需要定期复查随访的患者该怎么办

对于术后需要定期复查的良性疾病或癌前病变（宫颈上皮内瘤变、子宫内膜不典型增生等）的患者，可以采用线上咨询方式，如经医生评估允许可延迟复查。

对于恶性肿瘤术后患者，建议就近复查，到居住地附近人流量较小的医院、社区服务中心的门诊进行检查和化验。如果出现异常结果，请及时咨询您的主管医生。

日常起居有哪些需要注意

（1）勤洗手，勤开窗通风。尽可能减少出门，避免去人群聚集处。如出门务必戴口罩，尽可能减少乘坐公共交通工具的次数。

（2）注意饮食卫生、选择富含优质高蛋白质的食物，如蛋、奶、鱼、肉、虾等，保证每日摄入足够蛋白质和充足能量。对于食欲不佳、营养不良的患者，可以少量多餐，必要时可以服用肠内营养粉。

（3）适量多饮水。规律作息，避免疲劳，保证充足睡眠休息。

（4）根据个人情况，在家中进行适度的体育锻炼。

（5）多关注正面、权威的媒体讯息，不过度焦虑恐慌，保持积极乐观情绪。

综上所述，妇科肿瘤的患者应该继续维持肿瘤的规范治疗。对于良性、极早期、稳定期的妇科肿瘤患者，适度延期和推迟是安全可行的。对于进展期、症状明显的患者，如无法来院就诊，可使用线上咨询，并可暂时先在居住地附近的正规医院接受治疗，避免贻误病情。

（全晨莲）

38. HPV 疫苗怎么打

近年来，HPV 疫苗一直是不少女性朋友的关注热点。HPV 疫苗，是首个把癌症作为适应证列入说明书的疫苗。根据具体疫苗覆盖的病毒亚型，不但能有效预防宫颈癌以及癌前病变，还可以预防其他相关恶性肿瘤，当然还有些良性疾病（比如湿疣）。

上市的宫颈癌疫苗有哪几种

HPV 是一个"大箩筐"，包含不同的"亚型"。根据与女性下生殖道癌和癌前病变的关系密切程度，HPV 可分为高危型和低危型。宫颈癌及癌前病变主要与高危型 HPV 感染密切相关。HPV16、HPV18 亚型为最高危（70%）。现有的 HPV 疫苗共有 3 种，分别是二价、四价和九价疫苗。

现有的 3 种 HPV 疫苗有何区别

二价疫苗＝ HPV16、HPV18（约 70% 的宫颈癌）。

四价疫苗＝ HPV16、HPV18、HPV6、HPV11（约 90% 的生殖器疣和后两者有关）。

九价疫苗＝四价疫苗 +HPV31、HPV33、HPV45、HPV52 和 HPV58（约 19% 的宫颈癌和这五种高危亚型相关）。

看到这儿，您是否有疑问：这摆明九价好于四价和二价。实际上，疫苗没有那么简单。其一，研究证明，二价疫苗还可以对 HPV16/HPV 18 外的亚型产生保护作用，这叫"交叉保护"；其二，疫苗能否产生 100% 的保护作用？理论上，九价疫苗能保护 89% 的和宫颈癌相关的 HPV 感染，但保护作用并非 100%。

翘首以盼的二价疫苗是"淘汰货"吗

从 2016 年 4 月起，美国疾病控制预防中心将二价、四价 HPV

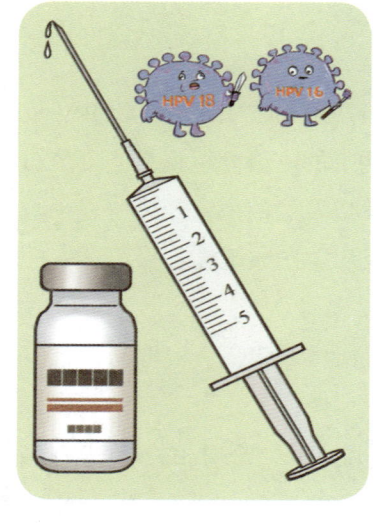

疫苗从采购名单中剔除,仅留有九价HPV疫苗。和疫苗的质量和安全性无关,九价疫苗覆盖面更广,还有卫生经济学方面的考虑。如前所述,二价疫苗对和70%宫颈癌相关的高危HPV亚型有较好的预防保护作用,而四价和九价疫苗还能预防其他亚型病毒引起的肛门疣、生殖器疣。同时,二价疫苗仅适用于女性朋友接种,而四价和九价同样适用于男性。

什么时候适合接种HPV疫苗

主要针对9～14岁的女童。

(1)HPV感染以性传播为主,最佳接种人群为尚未发生性行为的年轻女孩。

(2)接种疫苗后,14岁以下的女孩产生的保护性抗体的效能更高。9～26岁任何时候都可接种。那对于已有性生活,抑或年龄超过该范围的女性朋友,接种该疫苗是否仍有意义?大多数的医生会给您这样的答复:仍有一定作用,但到什么程度,目前还没有大规模的临床试验数据支持。友情提示:我国关于HPV疫苗接种年龄目前已经全部扩展至9～45岁。

接种疫苗,是否百分百安全

宫颈癌疫苗已上市10余年。大部分人只出现轻微的副作用,主要表现为局部皮肤红疹、肿胀、疼痛、淋巴结肿大或者发生过敏反应等。但近年来,在多个国家和地区都有报道严重不良反应,如躯体疼痛、感觉异常、记忆障碍甚至出现瘫痪和死亡等。国家药品监督管理局会同国家卫生健康委员会一起对疫苗的流通、配送和使用各环节加强监督检查,做好不良反应监测工作,确保公众接种安全。而另一方面,HPV 疫苗的长期安全性问题仍需进一步随访观察。

接种 HPV 疫苗,是否一劳永逸

很遗憾,并不是!

(1)疫苗仅能覆盖几种亚型,HPV 亚型的分布有地域差异。

(2)是否完全起效?目前缺少评估疫苗效果的可靠指标。HPV 疫苗滴度水平和保护能力是否相关,目前还没发现。

(3)疫苗的预防保护作用能维持多久?对于这个问题,科学家和医生都没法给出一个准确的时间,但现有临床试验研究提示疫苗作用约能持续 8 年以上;但更准确的时间,目前尚不得知。接种疫苗后,仍需常规进行宫颈癌防癌筛查!这是非常重要的,宫颈癌防癌筛查(定期做宫颈涂片和 HPV 检查)是基础,是重中之重!

男性需要接种 HPV 疫苗么

可以考虑!

(1)我们已经提到多次,HPV 疫苗除了预防宫颈癌外,还和其他多种癌症相关,比如口咽癌、肛门癌、阴茎癌等。男性的生殖道疣也和 HPV 感染有关。目前适用于男孩和年轻男性的 HPV 疫苗包括四价和九价疫苗。

(2)HPV 的感染途径主要是性接触。在男女的亲密接触中,男性朋友可把 HPV 传染给女性,因此男性接种 HPV 疫苗对于保护女性有一定意义。

(叶双)

39. 妇科肿瘤会遗传吗

复旦大学附属肿瘤医院肿瘤妇科遗传咨询门诊最近接诊了 3 位患者病例。

病例 1：张阿姨，57 岁，2 个月前体检发现右侧附件占位。外院手术病理：高级别浆液性卵巢癌，姐姐乳腺癌去世。

病例 2：林阿姨，45 岁，最近因"不规则阴道流血"在当地医院确诊子宫内膜癌，结肠癌术后 7 年。

病例 3：刘女士，32 岁，2 个月前于当地医院行子宫颈癌根治术，术后病理：子宫颈微偏腺癌；伴口唇周围多处黑色色素斑沉着。当地医院建议遗传咨询门诊就诊。

上述三位患者都有一个困扰是：我患上的肿瘤会遗传吗？如果遗传，能预防吗？

妇科肿瘤会遗传，但不是全部

10%～20% 的妇科肿瘤与遗传因素有关。遗传性乳腺癌-卵巢癌综合征（HBOC）、林奇综合征（LS）和波伊茨-耶格综合征（PJS）与遗传性卵巢癌、子宫内膜癌、子宫颈癌相关。HBOC 和 LS 较常见，PJS 罕见，均为常染色体显性遗传，携带致病基因的患者有一半的概率将这种突变遗传给后代，使子代患病的概率明显上升。

（1）遗传性乳腺癌-卵巢癌综合征（HBOC）：25% 卵巢癌和 5% 乳腺癌由 HBOC 所致，大多数患者有 *BRCA1* 和 *BRCA2* 基因的胚系突变，同时具有较高的胰腺癌发病风险。*BRCA1*、*BRCA2* 突变携带者，终身罹患卵巢癌风险分别为 46% 和 27%。

（2）林奇综合征（LS）：又名遗传性非息肉病性结直肠癌（HNPCC），与结直肠癌、子宫内膜癌、胃癌、乳腺癌、卵巢癌、小肠癌、胰腺癌、前列腺癌、泌尿道癌、肝癌、肾癌和胆管癌等多种肿瘤风险有关。HNPCC 患者一生中可能发生多处原发肿瘤，终身罹患子宫内膜癌、卵巢癌和结直肠癌的风险分别为 60%、12% 和 60%。

（3）波伊茨-耶格综合征（PJS）：又名黑斑息肉综合征，与乳腺癌、结直肠癌、胃癌、小肠癌、胰腺癌、卵巢肿瘤、宫颈癌、子宫内膜癌和肺癌等多种肿瘤风险相关。PJS 患病人群发生子宫颈微偏腺癌风险增加，但在临床中罕见。

哪些患者需要遗传咨询/基因检测

遗传性乳腺癌-卵巢癌综合征、林奇综合征、波伊茨-耶格综合征可能通过遗传威胁着后代的健康。对具备下述条件者，建议进行遗传咨询，有助患者精准治疗、亲属风险评估和管理。对具备以下一种或多种情形的女性，建议去医院做遗传咨询/基因检测（表 3-1）。

表 3-1 妇科肿瘤相关基因突变及肿瘤风险

基因	卵巢癌风险*	乳腺癌风险	子宫内膜癌风险	子宫颈癌风险	其他肿瘤风险
ATM	无相关	增加	无相关	无相关	证据不足
BRCA1	增加	增加	无相关	无相关	前列腺癌
BRCA2	增加	增加	无相关	无相关	黑色素瘤、胰腺癌、前列腺癌
BRIP1	增加	无相关	无相关	无相关	证据不足
CDH1	无相关	增加	无相关	无相关	胃癌

(续表)

基因	卵巢癌风险*	乳腺癌风险	子宫内膜癌风险	子宫颈癌风险	其他肿瘤风险
CHEK2	无相关	增加	无相关	无相关	结肠癌
LS 相关基因*	增加	证据不足	增加	无相关	结肠癌、肾盂癌、小肠癌等
PALB2	无相关	增加	无相关	无相关	位置
PTEN	无相关	增加	增加	无相关	多发性错构瘤综合征
STK11	增加	增加	无相关	增加	PJS
RAD51C	增加	无相关	无相关	无相关	未知
RAD51D	增加	无相关	无相关	无相关	未知
TP53	无相关	增加	无相关	无相关	利-弗劳梅尼综合征（LFS）

注：* 包括 MLH1、MSH2、MSH6、PMS2。

（1）遗传性卵巢癌

1）患有肿瘤的女性：① 卵巢上皮性癌、输卵管癌或腹膜癌；② 年龄 ≤ 50 岁，有乳腺癌、卵巢癌、输卵管癌或腹膜癌家族史。③ 胰腺癌并有 ≥ 2 个近亲患有乳腺癌、胰腺癌或浸润性前列腺癌。

2）未患肿瘤的女性：① ≥ 1 个符合上述标准的一级或多级近亲。② 1 名近亲携带已知突变的 BRCA1 或 BRCA2。③ 1 名近亲患有男性乳腺癌。

（2）遗传性子宫内膜癌：① 年龄 ≤ 50 岁子宫内膜癌患者。② 有家族史的子宫内膜癌或结肠癌患者。③ 亲属中有患 ≥ 2 种恶性肿瘤的女性。

（3）遗传性宫颈癌：① 2个及2个以上组织学证实为PJS型错构瘤型息肉。② 口腔、嘴唇、鼻子、眼睛或手指等皮肤黏膜部位出现色素沉着。③ PJS家族史。

遗传性妇科肿瘤早期筛查能发现吗

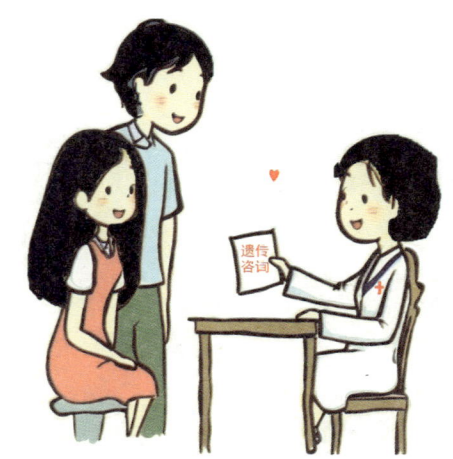

（1）筛查对象：经遗传咨询筛选出的高危人群。

（2）筛查建议

1）HBOC相关卵巢癌：从30～35岁开始，联合血清CA125与经阴道超声定期筛查。

2）LS相关子宫内膜癌：从30～35岁开始，每1～2年进行1次子宫内膜活检。

3）有性生活的PJS人群：从18～20岁开始每年进行1次宫颈癌筛查（妇科检查和颈细胞学涂片筛查）。

遗传性妇科肿瘤能预防吗

经遗传咨询所筛选出的高危人群，建议进行医源性干预，可有效降低遗传性妇科肿瘤风险。

（1）药物预防：多为性激素类药物，主要是口服避孕药。

（2）手术预防：即降风险手术，主要包括预防性双侧输卵管-卵巢切除术、双侧输卵管切除术和子宫切除术，可降低遗传性妇科肿瘤突变基因携带者的肿瘤发病风险。

遗传性妇科肿瘤高危人群的生育问题

（1）保育：遗传性妇科肿瘤高危人群的理想策略是完成生育后进行降风险手术。当未完成生育而不得不考虑接受降风险手术时，建议借助冻卵或冻胚辅助生殖技术完成生育需求。

（2）生育：行辅助生育前进行植入前遗传性检测、产前筛查和药物/手术干预。

（李佳佳）

40. 你真了解疼痛吗

疼痛是人类大脑对机体一定部位组织损伤或可导致组织损伤的刺激作用产生的一种不愉快的主观感觉，也是肿瘤患者的常见症状。疼痛会影响疾病治疗，隐瞒疼痛容易耽误病情，也增加痛苦。当您疼痛时，不能乱吃镇痛药或随便贴膏药。疼痛并不可怕，及时治疗可以缓解。如有疼痛应及时告诉家人、朋友和医务人员，通过倾诉缓解恐惧、焦虑等不良情绪，以获得大家的支持和帮助，通过治疗消除疼痛。

了解疼痛评估标准，准确描述疼痛

（1）疼痛程度的描述：详见表3-2。

表3-2 疼痛评分表

疼痛程度分类	疼痛描述	疼痛评分及具体描述	图标
轻度疼痛（不影响睡眠）	无痛	0分：一点不痛	☺
		1分：安静平卧时不痛，翻身咳嗽时疼痛	

（续表）

疼痛程度分类	疼痛描述	疼痛评分及具体描述	图标
轻度疼痛（不影响睡眠）		2分：咳嗽时疼痛，深呼吸不痛	
	有点痛	3分：安静平卧时不痛，咳嗽深呼吸疼痛	
中度疼痛（轻度影响睡眠）	轻微疼痛	4分：安静平卧有时疼痛	
		5分：安静平卧持续痛	
	疼痛明显	6分：安静平卧疼痛较重	
重度疼痛（疼痛导致不能睡眠或痛醒）	疼痛严重	7分：疼痛严重翻转不安，疲乏无法入睡	
		8分：持续疼痛难忍，全身大汗	
		9分：疼痛剧烈无法忍受	
	剧烈痛	10分：痛不欲生	

（2）疼痛部位和性质：是单个部位疼痛还是多个部位疼痛？疼痛的位置是明确的还是模糊的？疼痛的感觉是胀痛、酸痛、绞痛、针刺样痛、火烧样痛还是麻痹痛等？

（3）疼痛时间特征：急性或慢性、持续性或间歇性疼痛。什么时候开始痛，持续多久？例如一个月前、一周前等；随时都在疼痛、持续1～2个小时等。某些疾病引起的疼痛发作有规律性，如空腹时、进餐后、夜间发作等。

（4）疼痛加重或缓解的因素：如活动、改变体位、进食、排便等。

（5）目前正在进行哪些（药物）治疗，剂量、效果如何？如使用药物多久开始缓解疼痛？药效维持的时间多长？有哪些不良反应？有没有自己增减药物等？

根据上述评估结果，采取相应措施

疼痛应当采用综合治疗的方法，根据个体的病情和身体情况选择恰当的止痛方法，包括病因治疗、非药物治疗和药物治疗。

（1）病因治疗：若疼痛是因某一疾病引起的，应积极配合疾病治疗。

（2）非药物治疗：不影响睡眠和生活的轻度疼痛，可选择非药物疗法，如可以用按摩、热敷、冷敷、牵引锻炼、指压、肌肉松弛训练、放松、注意力转移疗法等。

1）放松疗法：通过锻炼放松肌肉，缓解血管痉挛，缓解紧张焦虑情绪。具体步骤如下。① 尽可能让你自己感到舒适，可以闭上眼睛。② 深吸气，屏气，然后慢慢呼气。③ 呼气的时候放松自己。④ 再吸气，慢慢呼气。⑤ 停止深呼吸，恢复正常呼吸。⑥ 睁开眼睛，平静地、舒适地盯着房间里的某个地方。

2）注意力转移疗法：指把注意力放在疼痛以外的刺激上。这种刺激可以是听觉的，视觉的，或触觉、动觉的。① 想象一个欢乐轻松的场面，尽情发挥想象力，享受那些快乐的感觉。② 计划一件向往已久的事情，比如一次度假、一次购物、一次聚会等，想象细节。③ 音乐疗法：音乐能使人身心放松，缓解不良体验。

另外，非药物治疗与止痛药物治疗联用，也可能增加止痛治疗的效果。

（3）药物治疗：有疼痛情况时不要能忍则忍，应及时告知医护人员，规范使用止痛药物。使用药物治疗不是随便买点止痛药吃就可以，也不是想吃就吃，不想吃就不吃，止痛药的使用需遵循以下几点。① 以口服用药为主，也可根据具体情况遵医嘱选择其他途径用药。② 根据疼痛程度针对性选择不同强度的药物，轻度疼痛可选用非甾体抗炎药物；中度疼痛可选用弱阿片类药物或低剂量的强阿片类药物，并可联合应用非甾体抗炎药物以及辅助镇痛药物（镇静剂、抗惊厥类药物和抗抑郁类药物等）；重度疼痛首选强阿片类药，并可合用非甾体抗炎药物以及辅助镇痛药物。③ 按时用药：为了保证良好的止痛效果，止痛药需按规定时间、规定剂量服用，不可痛了就吃，不痛就不吃。④ 个体化用药：每个人情况是不同的，不能随便拿别人的止痛药吃，也不能随便参考他人的用药剂量。用药后要观察疼痛缓解程度和其他不适症状，并及时告知医护人员，以便及时调整用药。表 3-3 列出了常用止痛药物的用法用量和不良反应，仅供参考，具体请遵医嘱规范用药。

表 3-3 常用止痛药物的用法用量及不良反应

药名	类别	起效速度	剂量	用法	不良反应
吲哚美辛栓	非甾体抗炎药	0.5 小时	100 毫克/粒	肛门，一粒/次，按需给药	头痛、头晕、皮疹、血小板减少等
奇曼丁	弱阿片类	0.5 小时	100 毫克/粒	口服，每次 50～100 毫克 一次/12 小时 最高日剂量不超过 400 毫克	头晕、恶心、呕吐、多汗、嗜睡、排尿困难等
泰勒宁		0.5 小时	一粒	口服，一次/6 小时	头晕、恶心、呕吐等
奥施康定	强阿片类	1 小时	5 毫克/粒 10 毫克/粒 20 毫克/粒 40 毫克/粒	口服（不得咀嚼掰开） 1 次/12 小时 最高剂量不超过 200 毫克/12 小时	头晕、恶心、呕吐、便秘、呼吸困难、排尿困难等

（续表）

药名	类别	起效速度	剂量	用法	不良反应
美施康定（吗啡类）	强阿片类	1.5小时起效，2～3小时达峰	10毫克/粒 30毫克/粒	口服（不得咀嚼掰开）1次/12小时 必要时剂量可增加到60毫克/12小时	头晕、恶心、呕吐、便秘、排尿困难、体位性低血压等

其他外用止痛药

（1）芬太克 2.5/5 毫克；多瑞吉 2.1 毫克/4.2 毫克/8.4 毫克/12.6 毫克，为皮肤贴剂，均为强阿片类药，适用于中度到重度慢性疼痛、只能依靠阿片类药物治疗的难以消除的疼痛，血药浓度可维持 72 小时。

（2）注意事项

1）保持贴的部位干燥：注意出汗和洗澡等会导致药物脱落和药物吸收。

2）发热会加快药物的吸收，注意发热的患者和其他热源等，以免造成快速吸收导致严重不良反应。

3）贴剂需要回收，废贴约有 45% 左右的残留，注意保管。

常见的药物副作用应对处理

（1）便秘

1）用药同时使用缓泻剂是预防便秘的最好方式。这类药物能增加肠内水分，软化粪便，促进肠蠕动。常用的有乳果糖、番泻叶、大黄、硫酸镁等。

2）增加水液摄入，温热的水可以促进肠道蠕动，加速粪便排出。

3）多吃含纤维素含量的食物，如芹菜、韭菜、菠菜、粗制面粉、粗制大米和新鲜水果等，禁食辛辣刺激性食物。

4）养成良好的排便习惯，如晨起后饮一杯温开水。

5）适当体育锻炼，适当腹部按摩，按顺时针的方向围绕肚脐进行按摩，每次按摩15分钟，每天按摩3次，分别在上午、下午和晚餐后1小时各按摩1次。

（2）恶心、呕吐

1）初用药物的第一周内，可以同时给予止吐药预防。

2）饮食宜清淡易消化，少量多餐，可少量食用生姜止吐。

3）适当休息，环境整洁舒适。

4）呕吐时注意上半身抬高，或侧躺，以免误吸，呕吐停止后及时漱口。

（3）呼吸困难

1）第一时间通知护士医生。

2）端坐卧位，保持呼吸道通畅。

3）吸氧，遵医嘱用药。

再次提醒您

（1）发生疼痛要到医院就诊，不能强忍疼痛。

（2）一定要在医生指导下服用药物，不要乱吃药，以免出现不良反应。

（3）疼痛要规律用药，按时按量服药，不能疼痛时再服药。每种止痛药都有相应的起效时间，要按医生的医嘱规范化用药，疼痛也容易控制。

（4）每个人疼痛的感觉不相同，药物的效果也不相同。您的药物只针对您个人，不适用于他人。

（章孟星，张佳佳）

41. 妇科手术前后，患者该怎么进食

对于营养状况良好的择期妇科手术患者，以及轻度营养不良、手术创伤较小、术后早期能通过消化道进食的患者，无需进行围术期营养支持。对于中、重度营养不良且需接受创伤大、复杂手术的患者，可考虑营养支持，目的在于纠正低蛋白血症和内环境紊乱。

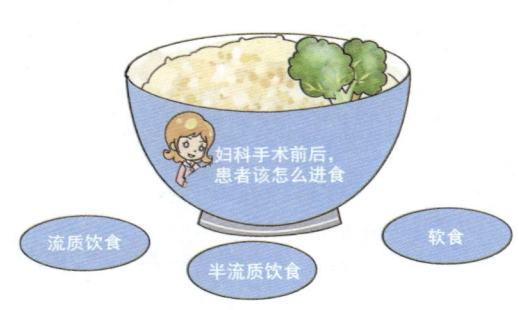

因此，针对大多数不存在明显营养风险的妇科手术患者，术前和术后该吃什么、怎么吃、有哪些注意事项，成为围术期饮食需要考虑的内容。

术前1天和手术后应该吃什么？怎么吃

术前1日，患者开始进食无渣、流质饮食，行机械性肠道准备（如遵医嘱口服导泻剂）以排空和清洁肠道。由于妇科手术部位位于盆腔，与肠道毗邻，肠道准备可以防止术中因肠管膨胀而误伤引起感染，防止术中麻醉引起肛门括约肌松弛导致术中排便，影响手术进程。腹部手术后24小时肠道蠕动及吸收功能已逐渐恢复，术后第1天即可开始进食少量流质，逐步递增到全量流质。待肠蠕动恢复、肛门排气后，再根据实际情况过渡到半流质和软食。

什么叫流质饮食、半流质饮食和软食

（1）流质饮食：是极易消化、含渣很少、呈流体状态或在口腔

内能融化成液体的膳食，如各类肉汤、米汤、果汁等。医院常用流质饮食一般分为 5 种：流质、浓流质、清流质、冷流质和不胀气流质（表 3-4）。

表 3-4　医院常用 5 种流质饮食

分类	描述	举例
普通流质	流体状、含渣少	肉汤、米汤、果汁
浓流质	无渣、较稠	较稠的藕粉、鸡蛋薄面糊
清流质	清淡稀薄	清米汤、蔬菜汤、过滤果汁、稀藕粉
冷流质	凉的、无刺激性	冷米汤、冷藕粉、果汁胶冻
不胀气流质	不含奶、豆制品和过甜成分	无蔗糖、牛奶和豆浆等产气成分的流食

（2）半流质饮食：是较稀软、易于吞咽和消化的膳食，外观呈半流质状。

食物要求：细、软、碎、易咀嚼和吞咽，为少膳食纤维、无刺激性的半固体食物。

食物选择：稀饭、鸡蛋羹、细面条、面包、小馄饨、芝麻糊、蛋花汤等。肉类可选择猪肉、鸡肉，应煮烂、切碎，也可制成肉泥，蔬菜水果需制成蔬果汁。

（3）软食：是介于普食与半流质之间的膳食，其特点是膳食纤维少，易于咀嚼和消化，是半流质饮食向普食过渡的中间膳食。

食物选择：主食以发酵类面食为主，如偏软的米饭、面条，包子和饺子等应选择含纤维素少的蔬菜作为馅料。肉类应选择细嫩的瘦肉，多选用禽肉和鱼虾等，也可制成肉丸、肉末。多用含膳食纤维少的蔬菜，如南瓜、冬瓜、薯类等，可煮烂制成菜泥。

为什么不建议术前饮用牛奶、豆浆

牛奶、豆浆属于富含蛋白质的食物，消化过程中会产生气体，刺激胃肠蠕动，容易引起胃肠道胀气。同时，很大一部分亚洲人种因肠道中缺乏乳糖酶，不能将牛奶中的乳糖分解为葡萄糖和半乳糖。这些乳糖在肠道内停留，与肠道内细菌发生反应，生成一些短链脂肪酸和气体，更容易有腹胀的不适感，影响术前肠道准备。

静脉输注的白蛋白是营养丰富的补充物吗？输血是补充营养的方法吗

有时候会听到患者家属说"告诉医生给我们挂瓶白蛋白补补吧""能不能输点血改善一下营养"之类的说法，这是一个明显且严重的误区。

静脉输注的白蛋白全称为"人血白蛋白注射液"，属于血制品，是由健康人的血浆经低温乙醇蛋白分离法提取且经病毒灭活后制成，临床上主要针对低蛋白血症的患者，并非大众眼中的"营养品"。通常听说的人血白蛋白能"提高免疫力""促进伤口愈合"，其实是一种不够严谨的说法。人体内血清白蛋白的关键作用是维持血浆胶体渗透压，与血浆中的另一种蛋白"球蛋白"不同，它不参与抗体形成，因此没有提高免疫力的直接功效。伤口愈合与机体整体的营养状况存在关联，但"输注白蛋白"并不是改善个人营养状况的万能之法，具体情况应根据营养不良的真实原因而定。

输血用于急危重症状态下纠正血容量不足、补充血液中缺乏的成分，且血制品来源宝贵，绝不是用于营养补充的途径！从食物中获取营养才是最值得提倡的方法,严重营养不良或不能经口进食的患者可通过肠内营养(EN)或肠外营养(PN)获得营养支持。此外,输血本身就存在风险,会增加感染肝炎、艾滋病、梅毒等传染性疾病的风险。

(邓名淳)

42. 手术这么大,怎么做才能康复更快

36岁的英国王妃凯特生完孩子刚刚2个小时,就出来面对媒体记者们开新闻发布会。高跟鞋、铅笔裤、腮红眼影等完整全妆,站在风里,被吹得发丝飞扬,完全看不出像是刚刚生完孩子。太不可思议了!让人感慨,为啥老外术后恢复这么快?

有人说,这是因为"洋人"体质和咱中国人不一样?错!这是因为"ERAS"。

啥是 ERAS

ERAS,全称"加速康复外科",又叫"快速康复外科"(FTS),因其可明显改善外科患者预后、加速术后康复进程,在欧美国家备受推崇。ERAS 最成功的典范就是胃肠手术的快速康复外科治疗。传统结肠手术术后并发症发生率为 15%~20%,有的甚至高达 45%~48%。Meta 分析证实,ERAS 在结直肠癌、胃癌以及胆囊切除、骨科等手术中应用,的确能减少手术应激反应及并发症、加快患者的术后康复、减少患者住院时间,具有安全性与可行性。目前,ERAS 作为一种理念,被广泛应用到外科各类手术中。

1997年,丹麦外科医师亨里克·凯勒特(Henrik Kehlet)第一次提出 ERAS 理念。2007年,黎介寿院士首次将其引入我国,并

开展了一系列的工作。

ERAS 观念在妇科肿瘤手术中的应用

2016 年国际 ERAS 协会提出了 ERAS 在妇科肿瘤手术中的应用指南，包括术前、术中、术后的一些建议，在此分享给患者朋友们（表 3-5）。

表 3-5　ERAS 在妇科肿瘤手术前、中、后的建议

序号	ERAS 和建议
1	术前教育，器官功能准备
2	不需过度的肠道准备
3	不禁饮食，术前 2 小时进水及碳水化合物
4	不放鼻胃管
5	中胸段硬膜外止痛
6	控制性输液
7	不常规放置或早期拔除引流管
8	保持体温及手术室内温度
9	口服非阿片类止痛剂 / 非甾体抗炎药
10	早期下床活动
11	缩短抗生素使用时间
12	术后早期口服进食
13	监测不良反应及预后

（1）手术前的预康复

1）营养支持：手术前需要尽可能配合营养支持，然后才能手

术。患者可以通过吃健康的饮食来维持或增加体重，这对手术很有帮助。

ERAS 特别强调进行术前营养风险筛查和营养评估，这是制订营养支持方案和改善临床结局的前提条件。国内和欧洲临床营养和代谢学会（ESPEN）指南中，均强调经过营养风险筛查和营养评估后，如果营养风险筛查（NRS 2002）≥ 3 分或营养不良，应进行 7～14 天的营养支持。

根据指南，肿瘤患者蛋白质目标摄入量至少为 1.5～2.0 克/（千克·日）能达到理想的效果；原因在于外源性蛋白质的供给量与机体蛋白质合成和瘦体重含量存在量效关系，在提供足够能量的前提下，蛋白质摄入增加可以促进肿瘤患者肌肉蛋白质合成代谢，发挥纠正负氮平衡、修复损伤组织、合成蛋白质的作用，尤其是手术创伤大的肿瘤患者更应补充较多的蛋白质。

2）机体功能储备：如果您吸烟喝酒，请在术前尽早戒烟戒酒，并进行体力锻炼。

研究显示，术前 4～8 周的预康复锻炼有利于加速康复，改善远期预后。ERAS 推荐术前适应性训练，可降低术后并发症的发生率，缩短住院时间，提高生活质量。例如训练咀嚼口香糖，促进肠胃功能恢复、预防肠梗阻发生；采用吹气球训练法、使用肺部振动排痰器、爬楼梯等方式进行术前肺功能锻炼；适应性屈踝训练、术前穿抗栓弹力袜，预防术后下肢深静脉血栓形成。

（2）手术后的加速康复

1）术后早期下床活动：手术后清醒以后，患者做深呼吸锻炼是很重要的。可用鼻子吸气-放松-用嘴呼气，一个小时做 5 次这样的锻炼。要咳嗽时，您需要用双手按压着腹部来减少疼痛。

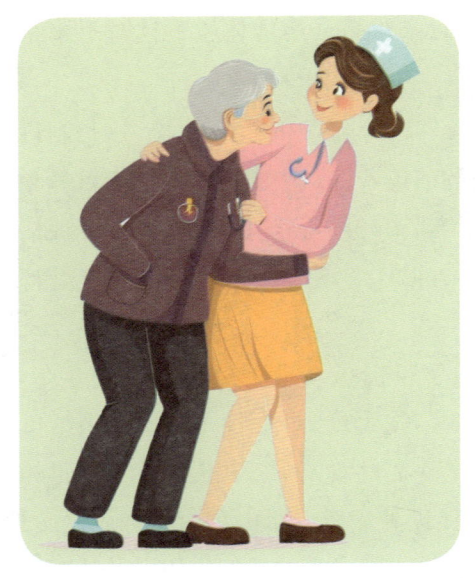

在护士、护工或者家属的协助下,进行术后下床活动。术后当天您应该试着进行 2 小时左右的下床活动。

在您术后的每一天,我们建议:只要您感觉良好,请尽可能地多走一走。

您应该沿着病房走廊来回 4 次(约 60 米的 4 倍)。下床活动并经常散步,您的呼吸将改善和有更低肺部感染或血栓发生的概率,您的肠功能通常也恢复得更快,下肢静脉血栓的发生风险也更低。咳嗽时,您需要尝试着按压腹部或者双手叉腰,以减少疼痛。

2)早期进水进食:ERAS 的一个重要目标就是尽快恢复经口进食,这也是能够出院的重要评判标准。为使患者能够正常进食,需要完成以下两个目标:一是患者能够耐受经口的食物摄取和吸收;二是能从代谢上吸收营养并充分利用。

早期进水进食从术后喝水开始。术后麻醉清醒 6 小时后,您将可以喝点含糖的能量饮料,如果感觉良好能耐受,可以适当增加一些。通气后,您应该在能承受的范围内,每天试着进饮 10～12 杯(约 2 000 毫升)水。如果在医院,您可以喝多种营养制剂。高蛋白质、全营养素的营养制剂可以帮助您的伤口愈合,减少感染的风险,促进您的康复。具体可见表 3-6。

三、康复篇

表 3-6　术后早期进水进食

	是	否
手术麻醉清醒后即饮温开水 10 毫升		
术后第 1 个 24 小时内，除去睡眠时间，15 毫升温开水 /0.5 小时		
无腹胀、腹痛、恶心、呕吐，术后第 1 个 24 小时，饮温开水目标量为 500 毫升		
术后第 2 个 24 小时内，除去睡眠时间，60 毫升米汤 /1 小时		
无腹胀、腹痛、恶心、呕吐，术后第 2 个 24 小时，饮米汤目标量为 1 000 毫升		
术后第 3 个 24 小时内，除去睡眠时间，200 毫升半流质饮食 /2 小时		
无腹胀、腹痛、恶心、呕吐，术后第 3 个 24 小时，半流质饮食目标量为 1 500 毫升		

研究表明，尽可能早地开始肠内营养，可以减少术后早期肠麻痹的发生，减少术后出现胰岛素抵抗的概率，调节机体的手术应激性反应；在术后尽快恢复进食，可解决机体能量和蛋白质的需求问题，避免由饥饿诱导的分解代谢状态。通过上述方法，机体的代谢水平将趋于正常，分解代谢水平持平或低于合成代谢水平；高血糖得以控制，蛋白质损失量降到最低，肌肉功能得以维持，从而促进手术切口组织的愈合，也可以为术后进一步的治疗打下基础。

如果您因为各种原因长时间（＞7 天）不能进食或不能经肠道内途径摄入每日所需热量、蛋白质或其他营养素，可以先选择肠外营养。

良好的镇痛是康复的开始

良好的镇痛可以促进患者的康复，这将有利于患者尽早下床活动、深呼吸、进饮食、感觉放松和好睡眠。在患者的背部可能会有一个硬膜外止痛泵，另外给予一些口服的止痛药，或者给予患者自控镇痛泵（PCA），按一下按钮给自己缓解疼痛。镇痛泵有自我保护装置，每半小时内只能响应1次，以防止痛药用过量。

术后疼痛是仅次于外科创伤本身的打击，与其炎症反应和形成的疼痛信号通路相关，且常常和自主反应、心理反应、内分泌代谢反应及生理反应有关。不适当的术后疼痛管理可导致局部、系统性和全身不良反应。传统阿片类药物镇痛不良反应较多，影响术后的恢复。但在 ERAS 中，我们尽可能给患者使用非阿片类药物镇痛和区域阻滞技术相结合的多模式镇痛方案，这不仅仅有助于术后疼痛缓解，而且可以加快切口的愈合。

术后恶心、腹胀、呕吐和咳嗽

有些患者术后会感到恶心。这通常是由麻醉药物引起的。我们会给您相关药物缓解症状并给予帮助。

腹胀最可能发生的问题是术后肠梗阻或肠麻痹。许多患者，尤其会在与卵巢相关的、接受肠道手术的患者中发生，但有些人会持续几天或更长时间。肠梗阻可以让患者感到腹胀等不适。大部分的术后梗阻可以通过多活动而加快通气，理顺肠道改善症状。部分不能缓解的症状可以喝点石蜡油和西甲硅油等润滑肠道。如果发生这种梗阻很严重，迟迟不能解除，我们可能需要通过给患者从鼻腔放置一根鼻胃管减压。

术后咳嗽往往和气管插管相关，我们也会给您相关药物或者雾化吸入帮您缓解症状。

输液通路、导尿管的管理

如果您的肠道功能恢复很快，或者已经通气了，我们将会继续补足您摄入不足的部分，尽早停止不必要的输液。深静脉管道或者留置针会根据需要尽早拔除。

我们需要根据手术范围不同决定导尿管拔除时间，通常是等排尿功能恢复了才可以拔除。所以全子宫切除手术的患者术后即刻拔除导尿管，次广泛子宫切除通常术后10天左右，广泛子宫切除需要留置到术后2周或更长时间，外阴癌手术若尿道口距离伤口较近，需放置到伤口愈合后再拔除。在拔除导尿管前1～2天，您可以开始尝试每隔2～3小时夹闭导尿管，待膀胱有尿意后开放，锻炼您的膀胱。术后通常可以通过测B超残余尿量，>100毫升时说明膀胱功能还没有完全恢复，可能需要重新插入导尿管。未能拔除导尿管时，无论每天喝多少水，至少要保证1～1.5升的尿液，相当于1热水瓶的量来冲刷尿管，这样可以最大限度地避免尿路感染。

（张树）

43. 患者术后早期适当活动，对康复有帮助吗

术后早期活动，指术后麻醉清醒了即可以半卧位在床上适当活动。术后第1天即可开始下床活动，建立每日活动目标，循序渐进增加活动量。这也符合目前倡导的"加速康复"的理念。

术后早期活动获益多

（1）保持全身肌肉的正常张力及各器官的生理功能，促进组织细胞的代谢及血液循环。

（2）促进肠蠕动，减少腹胀，增进食欲，促进排便通畅，预防肠粘连。

（3）增加肺通气量，利于气管分泌物的排出，预防肺部感染。

（4）术后早日离床，多活动下肢，促进血液循环，防止静脉血栓及压力性损伤的发生。

（5）减少炎症扩散和毒素的吸收，利于引流管引流，促进伤口愈合。

（6）增强术后康复的信心，缓解紧张、焦虑的情绪。

什么时候下床活动是安全的

医生根据患者手术范围及病情评估开具下床活动医嘱。护士会做好宣教，指导患者并且协助首次下床活动。

半卧位

将床头摇高至30°~50°，以在床尾看不见床头护栏为止。优点：有利于腹腔引流；有利于肺扩张，改善呼吸；可减轻腹部张力，减轻疼痛。

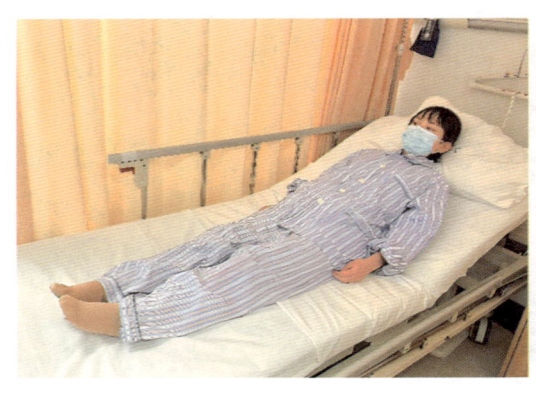
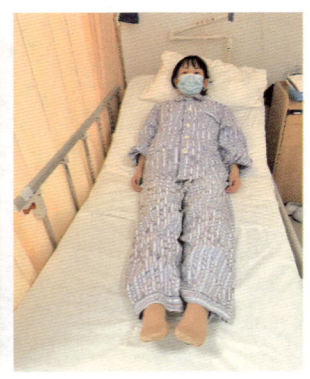

翻身侧卧

翻身方向侧的小腿屈曲，对侧手放于前胸，家人或护士协助托住患者的肩部和膝关节翻向一侧，注意床栏保护；体力允许时，患者对侧手可握住床栏借力翻向对侧。

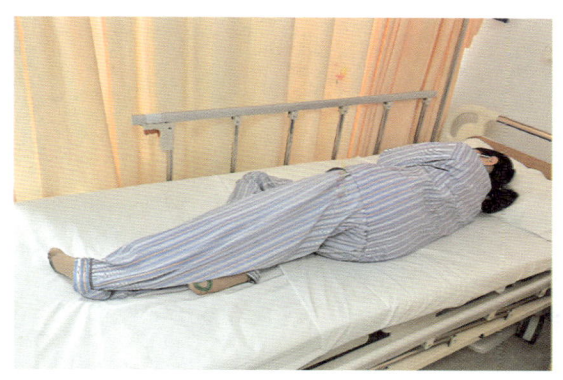

床上活动

（1）屈肘运动：握拳，前臂尽量前伸，屈曲时尽量屈曲到不能屈为止；每个动作尽量保持3~4秒。

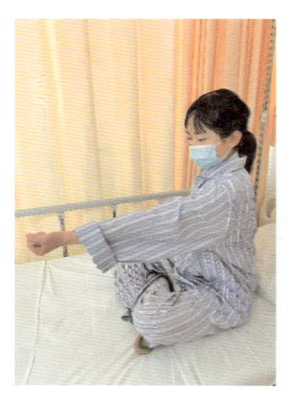 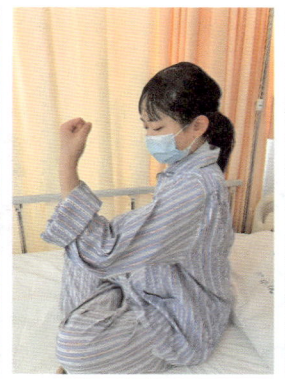 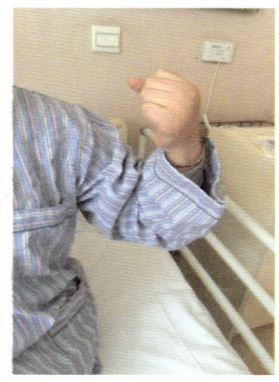

（2）抬臀运动：双腿屈曲，双手撑于床面，腰部用力抬起；每个动作尽量保持3~4秒。

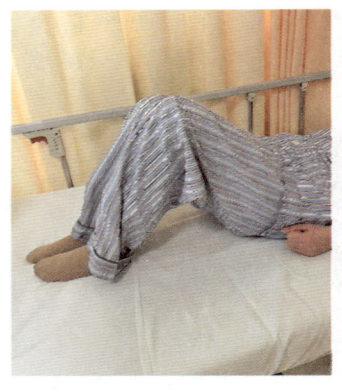 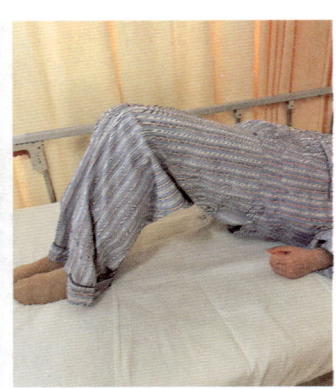

（3）屈膝运动：小腿尽量伸直，屈膝关节时尽量抬高；每个动作保持3～4秒。

（4）足踝运动：足背尽量前伸，屈曲时尽量屈曲到不能屈曲为止；每个动作尽量保持3～4秒。

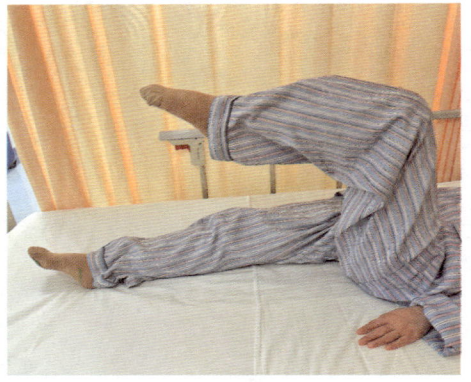

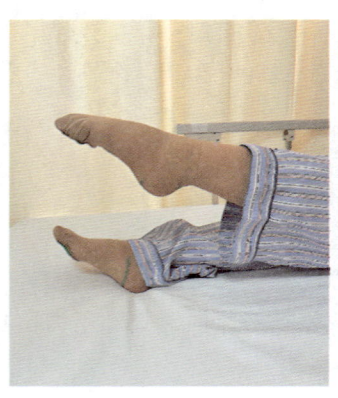 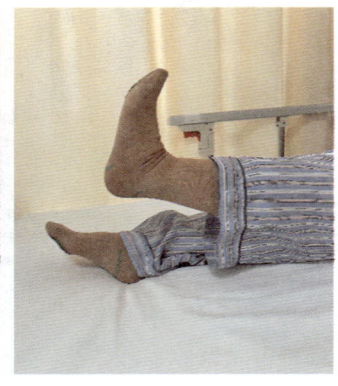

三、康复篇

患者下床三部曲

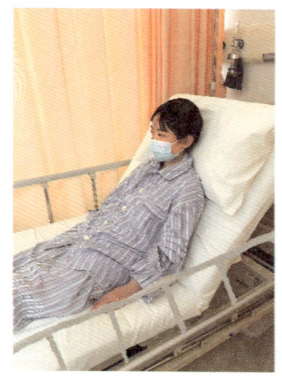 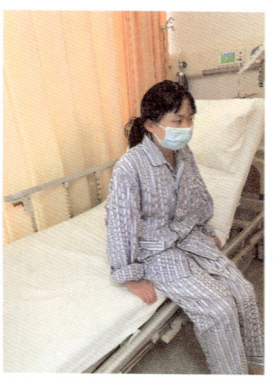 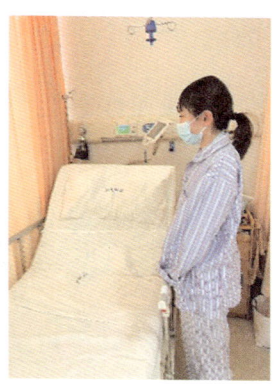

床上坐起30秒；摇高床头，准备下床

坐于床沿30秒；坐起后放下床栏，使双腿自然下垂于床旁

床边站立30秒：双手扶着床栏床旁站立运动，根据体力选择适宜的活动时间

引流管固定

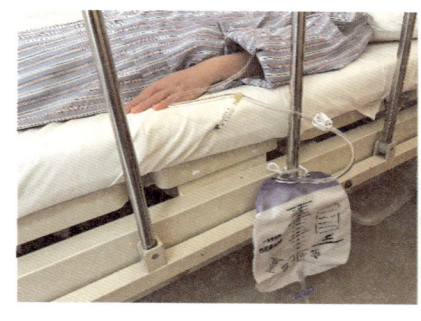 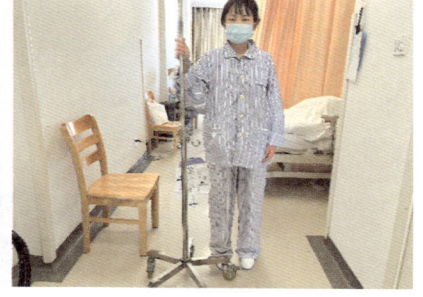

下床注意事项

（1）首次下床注意体位性低血压，观察有无头晕、气促、心悸。
（2）时间选择：早晨输液前和下午输液后。

（3）循序渐进，逐渐延长时间和次数。

（4）穿防滑的鞋子以防滑倒，合适衣物避免受凉。

（5）下床前固定好所有的导管，引流袋必须低于引流穿刺部位，防止逆行感染。

（王珺）

44. 部分患者妇科手术后为何要穿抗血栓袜

妇科恶性肿瘤手术由于手术范围大、截石位手术姿势、卧位时间长，老年妇女常合并糖尿病、高血压，手术前后禁食禁饮、输血、术后止血治疗等因素，更容易发生深静脉血栓。据统计发现，妇科恶性肿瘤手术或其他妇科手术术后深静脉血栓发生率为7%～45%，其中妇科盆腔手术后发生率可高达45%，而继发致死性肺栓塞的发生率可高达25%，是妇科手术后较为严重的并发症，故需做好深静脉血栓的预防工作。

由于妇科手术体位及手术时间较长，我们预防血栓的措施从术后即可开始。因药物预防会导致出血，故目前穿抗血栓袜就是较佳的预防血栓的措施之一，它使用安全、方便，可连续使用，进行围术期全程干预。

什么是深静脉血栓？预防措施有哪些

深静脉血栓是指血液在深静脉内不正常地凝固、阻塞管腔导致静脉回流的障碍性疾病，多发生在下肢，具有高发病率、高致残率和易反复的特点。其临床表现比较隐匿，易被漏诊和误诊。

形成深静脉血栓的三大要素分别是：血液高凝状态、血管损伤和血流缓慢。而这三大因素是妇科手术患者都具备的，如患者具有糖尿病、高血脂、高血压，手术前后禁食禁饮、手术创伤导致血容量不足等，都可增加血液黏稠度；妇科手术在下腹部，手术范围大不可避免会造成血管损伤；术中术后的绝对卧床、术后伤口的加压包扎等，均可减慢下肢血流速度。文献报道约10%的急性深静脉血栓形成（DVT）事件可能造成致命的肺血栓栓塞症，所以防重于治。

目前预防血栓分为基础预防、药物预防、机械预防等。基础预防包括早期下床活动、避免脱水等，药物预防包括使用低分子肝素等药物，机械预防包括穿抗血栓袜、使用间歇性充气压力泵等。

抗血栓袜为什么能预防下肢静脉血栓

人体下肢静脉压力自上而下逐渐增加，而抗血栓袜是通过自下而上的梯度减压促使下肢静脉血液回流的，可有效缓解或改善下肢静脉和静脉瓣膜所承受压力，所以能启到预防下肢静脉血栓的作用。

穿抗血栓袜的正确方法

我们穿抗血栓袜时，一手伸进袜筒，捏住袜跟的部位，另一手把袜筒翻至袜跟。把绝大部分袜筒翻过来、展顺，以便脚能轻松地伸进袜头。两手拇指撑在袜内侧，四指抓住袜身，把脚伸入袜内，两手拇指向外撑紧袜子，四指与拇指协调把袜子拉向踝部，并把袜跟置于正确的位置。把袜子腿部循序往回翻并向上拉，穿好后将袜子贴身抚平。总之，穿抗血栓袜

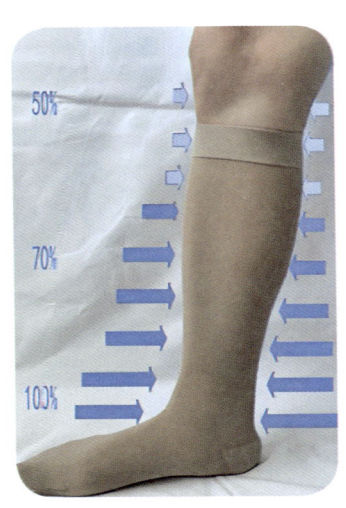

要求脚跟对齐,抗血栓袜保持平整,不能下卷。

抗血栓袜如何保养

(1)穿脱时:先修平指甲,佩戴的钻饰取下,手足毛糙可涂抹润滑油、润肤霜,避免勾丝。

(2)洗涤时:用中性洗涤液或肥皂洗涤,不漂白、不熨烫、不干洗、不烘干、不机洗。水温不要超过40℃。

(3)晾晒时:阴凉处晾干,勿置于阳光下或人工热源下晾晒或烘烤。

术后抗血栓袜需要穿多久

防抗血栓袜穿多久,主要取决于血栓的具体情况。如果是常规手术的术后患者,2~3周或患者术后恢复正常行走即可停用。如果存在下肢静脉扩张、肌间静脉扩张、血液瘀滞或久卧不动等情况,建议长期使用抗血栓袜。

一双抗血栓袜能穿多久

抗血栓袜采用针织材料,使用时间久和反复洗涤会导致抗血栓袜压力梯度改变,达不到原有的要求。故建议根据抗血栓袜使用的频次,如果出现抗血栓袜松弛现象,需及时更换,一般使用时间为3~6个月。

(张易)

45. 导尿管护理知多少

妇科手术主要是盆腔手术,盆腔内器官手术前留置导尿管,可保持膀胱空虚、避免术中误伤,且能防止术后尿潴留影响切口愈合。下文简要介绍一下导尿管相关护理知识供参考。

手术回来感觉肚子很胀,一直想小便怎么办

手术前后通过静脉输注了大量液体,有尿液排出是正常现象。正常人膀胱容量为300～500毫升,当膀胱内尿量增至400～500毫升时,尿液聚积在膀胱内会有轻微腹胀的感觉。如果没有剧烈疼痛,导尿管固定妥善且集尿袋内有尿量持续排出,不必过于担忧。

插着导尿管但有小便从尿道口流出来了怎么办

有些妇女由于尿道口松弛、活动幅度大,导尿管气囊滑入尿道里未顶住尿道口、导尿管堵塞,均可导致尿液从导尿管旁流出。故发生尿液从尿道里流出时,首先应告知医护人员判断为什么原因再做处理。如果是年纪大尿道口松,可以请医护人员用针筒往气囊内再注入些生理盐水,使气囊里的水保持在10～15毫升,可防止尿液从尿道口流出。

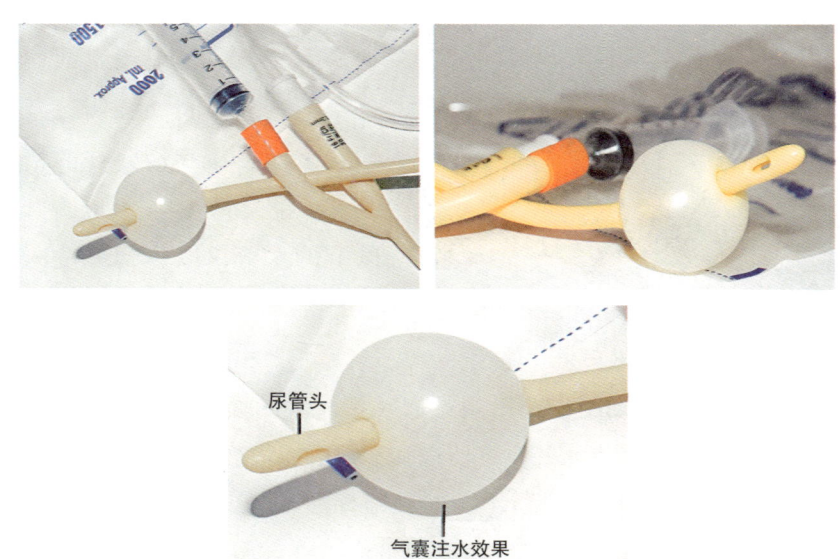

尿管头

气囊注水效果

如果是患者活动幅度大,导致导尿管气囊滑入尿道里未顶住尿道口时,我们只要轻轻地把导管往外拉一下,使导尿管气囊顶住尿道口即可避免尿液外流。如果是导尿管堵塞了,那就需要重插导尿管,才能避免尿液外流。

留置导尿管期间应注意什么

(1)应注意观察尿液的色、质、量,妥善固定导尿管,避免打折、弯曲,防止导尿管移位。在床上时可将导尿管固定在床旁,下床活动时将导尿管固定于衣裤上。一般固定在腰以下可防止逆流。平时导尿管通过医用辅料固定于大腿部,通常不容易滑出,但在翻身、坐起和下床活动时,应避免导尿管弯折、外力牵引起导尿管异常滑脱或移位。

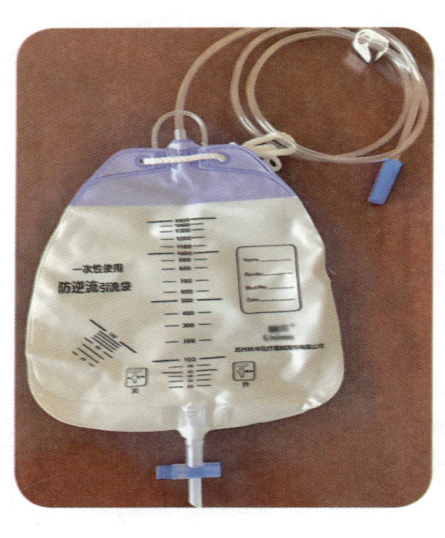

(2)要注意预防尿路感染:平时建议每日2次用生理盐水、灭菌注射用水或温开水清洗尿道口、会阴区及导管表面。在病情允许的情况下,每天应摄入2 000毫升以上的水分,以达到冲洗尿道的目的。

如何发现尿液的异常情况

留置导尿管期间应每天观察尿袋中尿液的性质、尿量、颜色等。由于晚上睡觉喝水较少,所以大清早的尿液颜色可能较深,一般喝水后尿液颜色会变淡。如发现尿液浑浊、沉淀、有结晶时,应及时寻找原因,可检查尿常规。尿量应保持在每小时50~100毫

三、康复篇

升或每天量保持在1 500～2 000毫升，可自行记录每天的尿量。同时，观察引流管是否畅通，避免弯曲受压。

若尿液呈淡黄色且持续流入集尿袋，则说明排尿通畅；当尿量较少、颜色偏深时有尿路感染的风险，可以多喝水；当尿量少又有腹胀感觉时可能存在堵管的现象，应引起重视。

集尿袋该如何更换

由于现在患者住院时间较短，出院时会把导尿管带回家，如果留置时间久，需要每周更换1次集尿袋。更换时，请先把上端尿管关闭。准备3个酒精棉球或棉片，用第一个酒精棉球由接口处向上消毒上端尿管口15秒，再用第二个棉球由接口处向下消毒15秒，

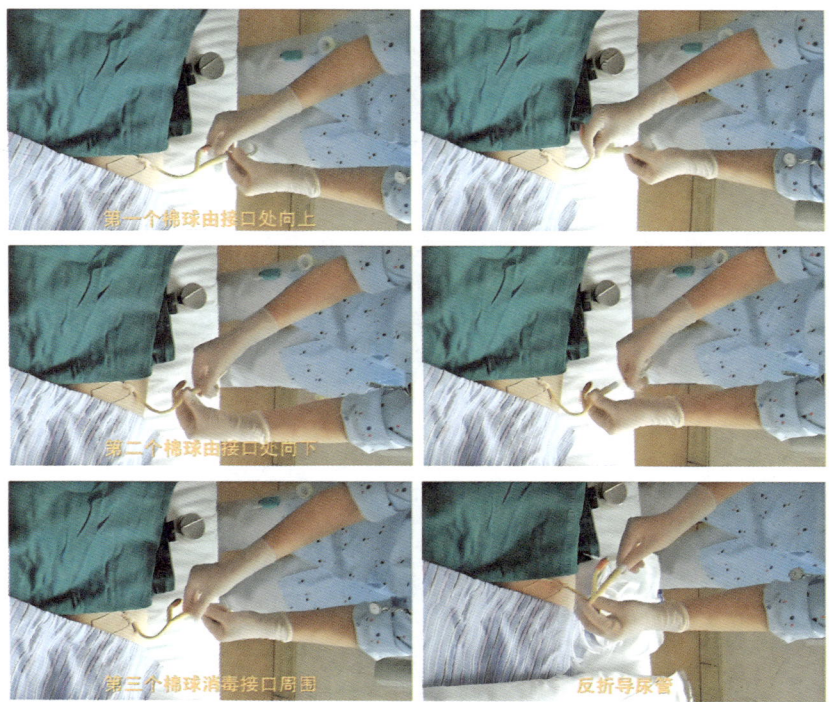

最后用第三个棉球消毒接口周围15秒。然后反折导尿管，拔下集尿袋和导尿管连接头，再把新的集尿袋连接上导尿管即可，记住螺旋口一定要固定紧，避免活动时脱落。

（张易，邓名淳）

46. 如何安全吸氧

有一种气体，没有气味，没有颜色，却是我们身体不可或缺的，这就是我们每天呼吸的氧气。既然空气中有氧气，那你知道什么情况下患者还要吸氧吗？吸氧又需要注意什么呢？

空气中有氧气，为什么还要吸氧

吸氧是为了提高人体血氧含量及动脉血氧饱和度，纠正缺氧，促进组织的新陈代谢，维持机体生命活动。手术结束后，患者逐渐清醒，恢复自主呼吸，吸氧有助于呼吸肌功能恢复。且手术对患者创伤大，吸氧有利于提高体内储存氧，既能促进切口的愈合，也能降低身体的应激反应减轻疼痛。

常见的吸氧方式有哪些

（1）鼻导管吸氧：吸氧管戴于单侧或双侧鼻腔吸氧。

（2）面罩吸氧：面罩紧密罩于口鼻部且用松紧带固定，患者通过口腔和鼻腔同时吸氧。

（3）机械通气给氧：使用人工呼吸机上的供氧装置进行氧疗。

吸氧方式不仅仅包括以上这些，我们也将结合您的具体情况选择适合您的方式，以更好地发挥吸氧的作用！

吸氧需要注意些什么

用氧安全最重要！！氧气是易燃易爆气体，吸氧过程中，请防火、防热、防油,家属勿在附近抽烟,氧气装置周围勿挂热毛巾等物品,保证吸氧安全。遵守吸氧要求,才能更好地发挥效果哦!以下是一些具体的注意事项。

(1)医护人员将根据患者的生命体征,选择合适的吸氧用具,并观察吸氧效果。吸氧过程中需要佩戴氧气鼻导管 / 面罩,可能会有些许不适,请勿随意取下。

(2)吸氧浓度是医护人员根据患者的指标调整的,请勿调节。若有不适,及时呼叫医护人员。

(3)鼻导管吸氧时,患者请尽量关闭口腔,以鼻腔吸气。面罩吸氧时,口腔、鼻腔吸气均可。

(4)吸氧过程中,请保持氧气管通畅,避免折叠扭曲。若感觉到氧流量明显变小,请及时告知医护人员。

(5)若感觉鼻腔干燥,家属可用棉签蘸取温水清洁鼻腔。

(6)根据您吸氧的具体情况,吸氧过程中可能会配有湿化瓶湿化氧气。湿化液应在标准范围内,若低于最低刻度线,请告知护士及时更换或添加湿化液。

吸氧也会中毒吗

不恰当的用氧会中毒哦!!!

医院常用的低流量吸氧的氧气浓度与空气中氧含量类似,一般比较安全。若长时间吸入高浓度氧气,

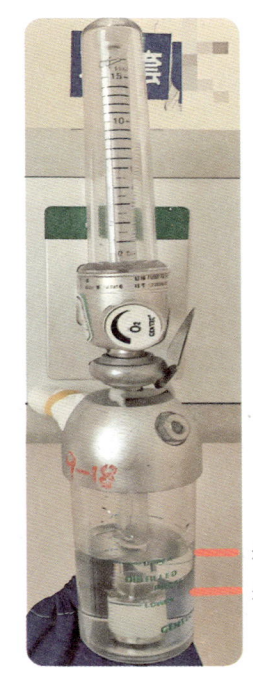

最高刻度线
最低刻度线

则可能会造成身体损害。因此，请患者按照医护人员的要求吸氧，若您吸氧过程中出现胸痛、烧灼、呼吸困难等症状，可能是氧中毒，请及时告知医务人员处理。

（章孟星，张佳佳）

47. 为什么要做 B 超测残余尿

尿潴留是子宫切除术后常见的并发症之一，其定义为患者拔除导尿管后不能自行排尿或排尿后膀胱残余尿 ≥ 100 毫升。由于妇科恶性肿瘤常常手术范围较广，除子宫外，还需切除一定范围的阴道和宫旁组织，可能不同程度地损伤盆腔神经丛，从而造成膀胱功能障碍。因此，根据手术范围不同，术后常规留置导尿管 10～14 天。同时，在拔导尿管当天，需进行残余尿检测，明确膀胱功能是否恢复。

导尿管拔除了，残余尿怎么测？

常用的残余尿检测方法有导尿法和 B 超检测法。导尿法即患者自主排尿后立刻进行导尿，以测定膀胱内剩余尿量。虽然准确，但由于其为有创操作，可能增加尿路感染风险以及患者的不适，目前已很少应用。与之相比，B 超检测法具有无创及操作简便的优势，尽管存在一定误差，目前临床应用较为广泛。

B 超残余尿你测对了么

"医生啊，为什么我 B 超测的残余尿＜100 毫升，可是回去尿不出又插了导尿管？"

"你是什么时候测的呀？"

（1）"我拔了导尿管就去测了 B 超残余尿。"✗

"残余尿是在拔除导尿管进行自主排尿后才进行检测的,刚拔好管子就去测,当然没有咯。"

(2)"我早上拔了导尿管,过了一会儿解了小便后去测的 B 超。" ✗

"由于你拔管和解小便的时间相距过短,并没有足够尿量产生,即使去检测,残余尿量也往往不足 100 毫升。"

(3)"那我应该什么时候去测 B 超残余尿呢?"

"通常拔管后 4～6 小时进行 B 超残余尿检测。我们建议患者拔除导尿管后多饮水,有尿意后自主排尿几次,尽量排空膀胱后再进行 B 超残余尿检测。一般情况下建议患者上午拔除导尿管,中午或下午再进行残余尿检测。"

出现尿潴留怎么办

如患者出现尿潴留,应立即重新留置导尿管,同时可进行干预。

(1)预防感染:定期对导尿管进行消毒、更换集尿袋。

(2)物理方法:热毛巾或热水袋热敷膀胱区域,加快局部血液循环,刺激肌肉收缩。

(3)膀胱功能训练:通常包括盆底肌肉训练、腹部肌肉训练及排尿中断训练。

(4)针灸治疗或药物治疗。

(冯征)

48. 宫颈癌患者放疗后出现下肢水肿怎么办

宫颈癌是女性常见恶性肿瘤之一,严重威胁着女性生殖系统健康。放疗是宫颈癌的主要治疗手段之一,全球每年约 80% 的宫颈癌治疗与放疗有关。放疗能够明显减小甚至消除癌灶,延长其生存时间,然而大多患者在放疗后会发生各种并发症，其中下肢水肿较常见。

临床分类

临床上将下肢水肿主要分为静脉血栓性水肿及淋巴性水肿，其临床表现有一定的相似之处，都表现为下肢渐进加重性水肿。但静脉血栓性水肿有皮温增高、肿痛，膝关节周围20厘米内的周径增粗，彩超和静脉造影呈阳性；而淋巴性水肿则表现为出现指甲改变、凹陷性肿胀、皮肤质硬增厚、脱毛、象皮肿，皮温无增高，B超未发现血栓和盆腔复发灶。

研究者发现，根治性放疗后下肢水肿以静脉血栓性水肿较为多见，约占80%，淋巴水肿性下肢水肿约占20%；且静脉血栓性水肿出现时间早于淋巴性水肿。术后放疗的患者中淋巴水肿性下肢水肿比例则明显提高。静脉血栓性水肿作为一种因静脉血栓导致的水肿，血栓自身就是癌症患者常见的一种并发症，肿瘤患者发生静脉血栓的概率是普通人的4倍以上。因此，女性宫颈癌患者治疗后发生血栓性下肢水肿的概率明显升高；此外，肥胖、高龄、吸烟史、遗传等因素均会造成其静脉血栓性水肿发病率增加。患者早期会出现肢体的运动性、体位性以及温差性疼痛，后期甚至发展成静脉曲张、难治性溃疡。因此，针对性实施预防护理对于患者治疗及预后意义重大。

下肢淋巴水肿亦作为女性生殖系统肿瘤的常见并发症，其危险因素主要包括放疗剂量、时间、范围、感染及肥胖等。即使当前医学界的放疗技术不断进步，放疗患者的下肢淋巴水肿发生率也比未放疗者高3倍。研究发现，下肢淋巴水肿属于浅表性水肿，患者大多在放疗半年后出现下肢水肿症状，起于大腿，延伸至脚，极少数起于足踝部。患者起病时仅为柔软的凹陷性水肿，随着时间延长皮肤增厚，肢体增粗、肿胀严重，患者会感到触痛、关节功能下降，

三、康复篇

给患者带来沉重的心理负担,从而并发抑郁症。

临床治疗

宫颈癌放疗后发生下肢水肿容易影响患者的生活质量,部分严重者甚至威胁生命健康,这类因放疗引起的下肢水肿在目前临床上很难治疗。静脉血栓性水肿应避免久坐久站,适时变换体位或走动,必要时可至血管内科就诊,给予合理的抗凝治疗。若药物治疗后病情仍得不到控制,则需要通过手术治疗取栓或溶栓。下肢静脉血栓脱落引起肺栓塞时可危及生命,当患者发生胸痛、呼吸困难、昏厥、咯血等症状时,应立即拨打"120"电话求助或至急诊科就诊。

各种护理

下肢淋巴水肿的治疗较为棘手,没有特效药。但是研究显示通过护理可减轻水肿症状,控制病情进一步发展,对于改善患者预后意义重大。

(1)心理护理:患者受恶性肿瘤及下肢淋巴水肿双重疾病困扰,身心负担较重,加之治疗后不良反应多,容易出现焦虑、抑郁等负性情绪。家属及护理人员需多与患者沟通,引导其表达内心真实感受,以便对症疏导。鼓励患者坚持记录自己每日心情、心理状态,为情绪疏解创造一个出口,调节心情缓解痛苦。此外,对于宫颈

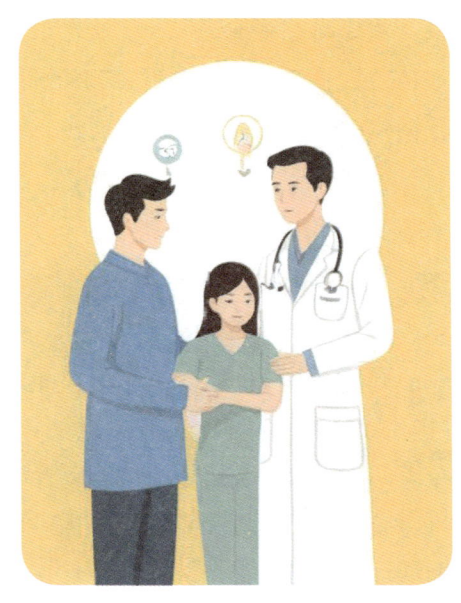

癌患者而言，由于手术以及淋巴水肿部位皆为隐私部位，并且与性生活和伴侣相关，因此在家庭中获得伴侣的理解与支持尤为重要。

（2）下肢皮肤护理：下肢淋巴水肿容易并发皮肤感染，因此需要重视皮肤护理保持皮肤完整性，防止皮肤病变。叮嘱患者避免搔抓皮肤，穿着宽松的内裤和袜子，气候干燥时使用马油等护理皮肤。若发现皮肤破损则需要使用敷料敷贴，出现真菌感染者需坚持使用碘伏消毒，涂抹硝酸咪康唑，及时控制真菌感染。

（3）下肢功能锻炼：通过下肢功能锻炼促进淋巴循环和水肿消退，向患者解释功能锻炼的重要性，提高患者依从性。锻炼方式因人而异，选择患者适合的即可，包括散步、爬楼梯、坐姿运动等。锻炼需遵循循序渐进、适度原则，需要配合压力绷带或压力袜进行。

（4）手法淋巴引流：每天每侧下肢进行30分钟的手法淋巴引流，治疗前向患者介绍引流方法及配合事项，提高患者认知及配合度。治疗时患者取平卧位，腹部放松，脚步稍微垫高。妥善安置患者体位后，按照先健侧后患侧的顺序按压区域淋巴结，按照淋巴管走向作引流，促进淋巴回流通畅，减轻水肿。

（殷丽娜）

49. 放疗期间吃什么

在妇科患者的放疗随访中，我们经常会遇到患者这样的提问："医生，放疗期间我应该吃些什么？""医生，这个能吃吗？"那么今天，我们就来讲讲妇科放疗患者放疗期间的饮食问题。

首先，要保证蛋白质的摄入。蛋白质是生命的基础物质，是生命活动的主要承担者。机体中每一个细胞都有蛋白质的参与，缺乏蛋白质会导致机体对疾病的抵抗力减弱。那么蛋白质主要存在于哪些食物中呢？常见的有肉、蛋、奶、禽、鱼虾以及大豆制品等。平常吃的米面等谷物中也有不少蛋白质。一般地说，动物来源的蛋白质相对有较高的品质。对于放疗患者来说，治疗期间应保证优质蛋白质的摄入，有利于增强机体的免疫和防御功能。

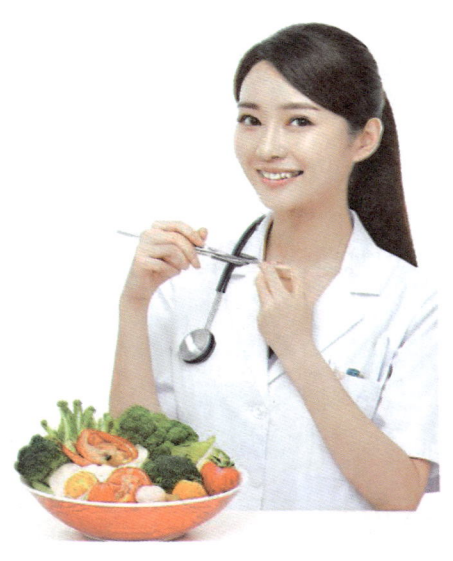

其次，碳水化合物可以为人体提供生命活动所需的能量，也是构成机体组织的主要物质。碳水化合物有三类：糖类、淀粉和纤维。主要来源于日常饮食中的主食，如米、面、土豆、玉米等。水果蔬菜、粗粮谷物、坚果等中的膳食纤维可以帮助加强肠道功能，防止便秘，维系肠道微生物的稳态，对身体的免疫、代谢及情绪都有积极的影响。

再次，说起脂肪，很多人首先想到的就是"肥肉"。实际上，脂肪同样参与人体的合成代谢和供能。饮食上，应多摄入健康的不饱和脂肪酸，主要来源于植物、水产品，炒菜用的橄榄油、玉米油等，深受大家喜爱的坚果也同样是不饱和脂肪酸的重要来源哦！

另外，诸如微量元素、水等虽然不能提供能量，却是维持身体正常运作、保持免疫力、帮助身体组织修复的重要保障。

当然，最关键的一点，是要保证全面均衡的膳食。尤其是要保证优质蛋白质的摄入，不偏食，不单一饮食，依靠全面且均衡的营养。同时，根据患者的身体状况进一步调整饮食和营养摄入，相信大多数患者可以平稳度过放疗环节。

（刘素萍）

50. 妇科肿瘤患者放化疗时的饮食热点问题

放化疗期间可以吃鸡肉和鸡蛋吗

不知为何，鸡这个物种常被嫌弃，经常有患者来问能不能吃鸡肉或者鸡蛋。其实从西医的角度，鸡肉和鸡蛋都含有非常优质的动物蛋白质，不仅美味而且能够提供丰富的营养，提高患者对放化疗的耐受力。所以说，放化疗期间鸡肉和鸡蛋是可以吃的。

放化疗期间可以吃粗纤维食物吗

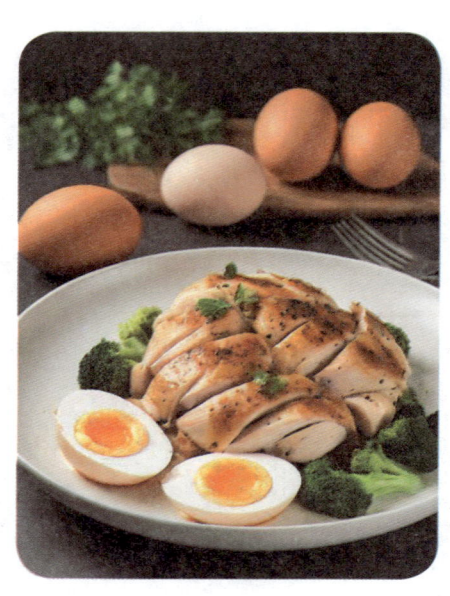

粗纤维食物能够帮助人体加速新陈代谢，有防治便秘、预防肠癌等优点。但是妇科肿瘤患者放疗多以盆腔为主，肠道常常会受到一定剂量的放射线。放化疗后期常常或多过少会有不同程度的放射性肠炎，重者表现为腹泻、便秘、腹痛、大便出血等。因此，我们并不建议患者在放化疗期间多吃粗纤维食物，可以少量但不宜多食。尤其是已经出现放射性肠炎血便的患者应该避免吃粗纤维食物，比如芹菜、韭菜、蒜苗等，否则会加重患者的出血症状。

放化疗期间可以吃什么水果

水果当然是可以吃的，放化疗期间可以每日多吃一些不同种类的水果，营养更均衡。但是一些靶向药物，另外还包括一些化疗药物、治疗并发慢性病的药物等，是有特殊要求的，比如西柚/葡萄柚等呋喃香豆素含量较高的水果应禁食，食用前需询问主管医生或仔细查看药品说明书。另外，合并糖尿病的患者食用水果时亦要控制好血糖指数，不可贪嘴。

放化疗期间食欲不佳，吃啥吐啥咋办

食欲不振、恶心呕吐是常见的放化疗期间常见的不良反应，轻度的可通过精致饮食、少吃多餐来克服。若是中、重度，影响进食，可到主管医生处开一些对症处理的药物。

肉吃不下，可以以汤代肉吗

不可以。肉汤里面的营养价值很低，且以脂肪为主，蛋白质不足肉本身的1/10。弃肉喝汤是对食物和营养的极大浪费，尤其是对放化疗患者更是不可取。

我是辣妹子，无辣不欢，放化疗期间可以吃辣吗

放化疗期间不建议选择过度辛辣等刺激性饮食，尤

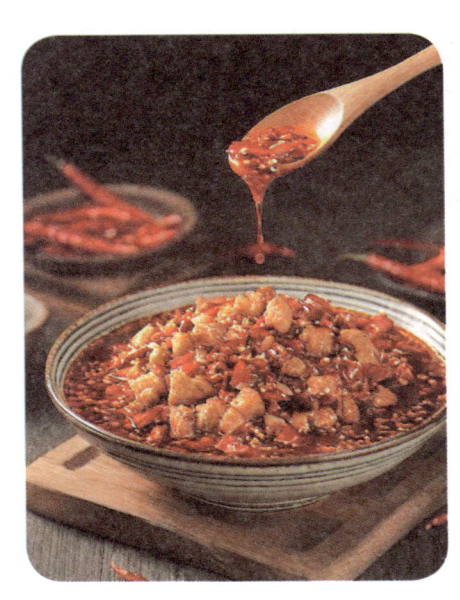

其是已经出现放射性肠炎的患者。

我吃得很多，血象指标还是上不去，咋办

常有患者前来诉说，吃的东西不知道都去哪了，吃得很多，血象指标还是上不去。其实，这与很多因素相关。一个是放射性肠炎引起的腹泻，患者吃进来的东西很多，但消化吸收有限。另一个是放化疗本身就会影响骨髓造血功能，尤其是治疗中后期。在这些情况下出现的骨髓抑制，应及时就诊，医生会给予相应的对症处理。

我很乖，吃得很多，最近还胖了不少，是不是非常棒

错。放疗期间患者应尽量保持体重稳定，体型不能变化太大。因为放疗是一个漫长的过程，一般会持续 1~2 个月，患者的治疗计划是根据初次定位时的扫描影像设计计算的。如果患者在治疗过程中胖瘦变化太大，不仅会影响放疗的精准度，甚至会导致一些用来固定的体膜使用不了而耽误治疗。

我是患者家属，可以与妇科肿瘤患者同桌用餐吗？会传染吗

不会，放心吃吧。

（殷丽娜）

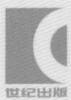

责任编辑：石启武
美术编辑：陈　曦

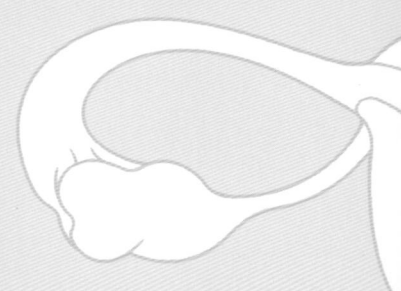

妇科肿瘤医生对你说：
50个 热点话题

 疾病篇
　　　　　康复篇
 治疗篇

主　编　吴小华　郑　重
副主编　李晓琦　曹思宇

上架建议：医学保健

ISBN 978-7-5478-6997-0

定价：58.00元

淘宝、天猫
扫一扫

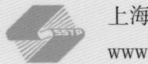

上海科学技术出版社
www.sstp.cn